康复护理学理论
与方法研究

KANGFU HULIXUE LILUN

YU FANGFA YANJIU

<<<<<<< 张迎霞 著

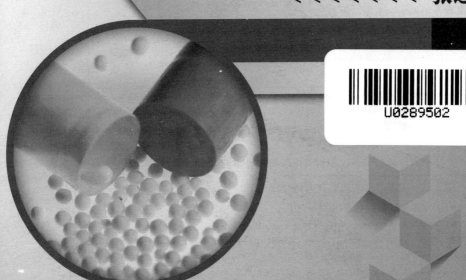

中国水利水电出版社
www.waterpub.com.cn

内 容 提 要

随着社会的发展,康复护理已经成为现代护理工作的重要组成部分,其重要性越来越凸显出来,对康复护理学进行研究,对提高护理水平和护理质量具有十分重要的意义。本书以现代康复为指导,突出康复护理学的特点与特色,同时注重内容的科学性、学术性和实用性,同时强调基础理论与临床实践相结合,以全面康复为目标,重视疾病康复,注重开展预防保健有关的健康教育学习。本书可为业内专家学者提供必要的参考,也适合临床工作者学习使用。

图书在版编目(CIP)数据

康复护理学理论与方法研究 / 张迎霞著. -- 北京:
中国水利水电出版社,2014.6 (2022.9重印)
ISBN 978-7-5170-1986-2

Ⅰ.①康… Ⅱ.①张… Ⅲ.①康复医学-护理学-研
究 Ⅳ.①R47

中国版本图书馆 CIP 数据核字(2014)第 096101 号

策划编辑:杨庆川　责任编辑:杨元泓　封面设计:崔　蕾

书　　名	康复护理学理论与方法研究
作　　者	张迎霞　著
出版发行	中国水利水电出版社
	(北京市海淀区玉渊潭南路 1 号 D 座 100038)
	网址:www. waterpub. com. cn
	E-mail:mchannel@263. net(万水)
	sales@mwr.gov.cn
	电话:(010)68545888(营销中心)、82562819（万水）
经　　售	北京科水图书销售有限公司
	电话:(010)63202643、68545874
	全国各地新华书店和相关出版物销售网点
排　　版	北京鑫海胜蓝数码科技有限公司
印　　刷	天津光之彩印刷有限公司
规　　格	170mm×240mm　16 开本　13.5 印张　242 千字
版　　次	2014年8月第1版　2022年9月第2次印刷
印　　数	3001-4001册
定　　价	42.00 元

前　言

康复护理学是康复医学中的一个新兴学科，它脱胎于基础护理学、临床护理学、临床医学等基础学科，经过近些年的研究和临床验证逐渐得到了广大学者的重视和认可。21世纪人类将会进入老龄化时代，特别是作为发展中国家的中国，进入老龄化社会之后将面临比发达国家更加复杂的社会局面。为了保障社会的安定团结和繁荣稳定，我们要重视各种老年病、致残病和慢性病对身体造成的危害，做好意外伤残和先天伤残的康复护理工作，最大限度的帮助各类社会成员保持积极、向上的生活态度和健康、和谐的生活节奏。为了实现这一目标，我们有必要重视和发展康复护理医学，加强对各类疾病的康复护理研究，培养一批优秀的康复护理人员满足日益迫切的社会需求。

为了保证本书的质量，在组稿过程中，笔者谨遵"以现代康复为指导，突出康复护理的基本特点，注重所述内容的科学性、严谨性、系统性和实用性的基本创作原则，从以下几个方面对本书的内容做出了安排。

1. 在材料选取上，充分考虑护理学专业的特点，吸收国内外康复护理学领域的最新信息。

2. 在内容设计上，围绕康复护理学的发展、康复护理学的基础理论、康复护理学的基本护理技术以及各类常见病症的康复护理方式组织本书的内容。

3. 在逻辑关系上，笔者十分注意各章节内容的内在联系，并合理地对这些内容进行了衔接，有效地避免了内容上的重复。

4. 在教材形式上，笔者在进行文字说明的同时，还为相关内容配备了插图和表格，力求图文并茂、通俗易懂。

本书分八章对康复护理学的内容进行了系统的介绍。第一章为绪论，对康复护理的几个基本概念进行了介绍，从中不仅可以接触康复护理学的基本内容，还可以了解康复护理学的基本发展脉络。第二章从康复护理的运动学基础、神经学基础和残疾学基础三个方面对康复护理的基本理论进行了介绍。第三章介绍了康复护理评定的相关内容,对康复护理评定的目的和意义、康复护理评定的内容和康复护理评定的基本方法进行了详细的说明。第四章、第五章是对康复学、康复护理学的基本技术进行的介绍,主要包括物理治疗技术、运动治疗技术、言语治疗技术、心理治疗技术、作业治疗技术、康复工程治疗技术、体位转换护理技术、呼吸训练护理技术、放松训练护理技术、日常生活技能训练护理技术,以及心理支持与沟通技术的护理技术等。第六、七、八章结合不同类型的常见疾病介绍了康复护理技术的具体应用,主要有脑卒中(颅脑损伤、脊髓损伤、脑性瘫痪、周围神经损伤)的康复护理方法、运动系统疾病(颈椎病、肩关节周围炎、腰椎间盘突出、关节炎、骨折、人工关节置换截肢)的护理方法,以及其他系统疾病(呼吸系统疾病、循环系统疾病、内分泌代谢性疾病、癌症)的护理方法。

　　本书在撰写过程中得到很多人的支持,这里就不一一列举,但对于这些帮助笔者在此表示诚挚的感谢和衷心的祝福。由于时间和精力的限制,本书在撰写上可能存在一些不足之处,还希望广大同仁和读者朋友不吝赐教。

作　者

2014 年 3 月

目　录

第一章 绪 论

康复护理是在康复医学理论的指导下,围绕全面康复(包括躯体、精神、社会和职业等)的目标,通过运用护理专业知识与技能及相关的康复技术,与其他康复专业人员共同协作,对致残性疾病或残疾人进行专门的护理和功能训练,以最大的限度恢复残疾人或患者的功能,预防继发性残疾,提高其生活自理能力。全面推广康复医学知识,培养康复医学、护理人才,可以更专业地为躯体残疾者、有功能障碍的慢性病者、老年病者及先天发育障碍者等广大患者服务。

第一节 康复与康复医学

康复是涉及到医学、教育学、社会学、心理学、工程学、发育学等多个领域的一门综合性学科,是促使残疾人全面回归社会的一切综合措施和手段。康复医学是现代医学的一个极为重要的组成部分,它与临床医学、预防医学、保健医学并列成为现代医学的四大分支。康复医学的主要服务对象是各种原因导致的暂时性或永久性功能障碍者,康复与康复医学有着密切的关系,但是两者在内涵上又存在着不同。

一、康复的概念

康复(rehabilitation)的意思是重新恢复与正常人相似的状态、功能,是疾病后的恢复、复原,与现代康复的概念存在着一定的区别。英文 rehabilitation 并不是一开始就在医学上运用的,它源于中世纪的拉丁语,从宗教上来讲,指违反了教规的教徒被逐出教门,如得到赦免恢复教籍称 rehabilitation;1910 年,康复一词才开始应用于残疾人,欧美国家把残疾人的医疗福利事业综合称为 rehabilitation,意指使残疾人恢复原来的地位、权利、财产、名誉及正常生活的能力。到了第二次世界大战后,其译为"康复"一词的用法才确定下来,1942 年,在美国纽约全美康复会上给康复作出了第一个定义:

"康复是使残疾者最大限度地恢复其身体的、精神的、社会的、职业的和经济的能力。"受当时生物医学模式的影响,该定义没有体现出使用的措施和患者在康复中的作用。

1969 年,世界卫生组织(WHO)对康复的定义为:"康复是指综合地和协调地应用医学的、社会的、教育的和职业的措施,对患者进行训练和再训练,使其活动能力达到尽可能高的水平。"该定义强调了康复方法的多样性。

1981 年,世界卫生组织重新修订康复定义为:"康复是指采用各种有效的措施,以减轻残疾的影响和使残疾人重返社会。康复不仅是指训练残疾人使其适应周围的环境,而且也指调整残疾人周围的环境和社会条件,以利于他们重返社会。在拟订有关康复服务的实施计划时,应有残疾者本人、他们的家属以及他们所在的社区的参与。"此概念明确了康复的目标、扩展了康复的措施,对残疾者本人及其家属的权利也给予了充分的尊重。目前,国际上就是沿用的这个定义。

1993 年,世界卫生组织又在一份正式文件中提到"康复是一个帮助病员或残疾人在其生理或解剖缺陷的限度内和环境条件许可的范围内,根据其愿望和生活计划,促使其在身体上、心理上、社会生活上、职业上、业余消遣上和教育上的潜能得到最充分发展的过程"。

现代康复的概念体现了"以人为本,全面康复"的思想,从中我们可以看出康复其实是一项系统工程,依赖于社会的发展、国家经济的振兴和科技的进步。

康复包括康复评定和康复治疗两大部分。

(一)康复评定

(1)运动功能评定,包括肌力检查、肌张力检查、关节活动度检查、步态分析等。

(2)神经—肌肉功能评定。

(3)对心肺的功能进行测定。

(4)心理评定,包括心理、行为及认知能力等测定。

(5)对语言交流进行测定。

(6)社会生活能力测定,包括人际交往能力、适应能力、个人社会角色的实现。

(二)康复治疗

(1)物理疗法,物理治疗、体育疗法、运动疗法。

(2)作业疗法,功能训练、职业训练及日常生活训练方面的作业疗法。

（3）语言治疗，对失语、构音障碍及听觉障碍的患者进行训练。

（4）心理治疗，对心理、精神、情绪和行为有异常的患者进行个别或集体的心理调整或治疗。

（5）康复护理，包括体位处理、心理支持、膀胱护理、肠道护理、辅助器械的使用指导等，促进患者康复，预防继发性残疾。

（6）康复工程，利用矫形器、假肢及辅助器械等以补偿患者生活能力和感官的缺陷。

（7）职业疗法，就业前职业咨询，职业前训练。

（8）传统疗法，利用传统中医针灸、按摩、推拿等疗法，促进患者康复。

二、康复领域内的分类

现代康复必须遵守全面康复的原则，即通过各种有效的措施使残疾人在整体上得到康复，并能以全新的面貌进入社会。但是如果仅仅依靠医学这是很难实现的，而要综合协调地应用医学康复、社会康复、教育康复和职业康复四个方面的措施和手段。

（1）医学康复（memcal rehabilitation），是指通过医疗手段促进康复的方法，包括医学领域内使用的一切治疗方法，如手术治疗、药物治疗、生物治疗、康复工程、物理疗法、作业疗法、言语疗法、中国传统疗法。康复的基础就是医学康复，这也是实现康复目标最根本的保证。

（2）教育康复（educational rehabilitation），主要是通过各种教育和培训的手段，以促进康复，例如对聋哑儿童、弱智儿童、视障儿童的普通教育和特殊教育。

（3）职业康复（vocational rehabilitation），对残疾人进行职业能力评定，指导职业训练、促使恢复就业资格，使其重新获得就业的机会，将残疾人的潜能最大限度地挖掘起来，使个人的价值和尊严得以实现。

（4）社会康复（social rehabilitation），从社会的角度推进和保证残疾人在就业、环境改造、社会福利等方面的康复，使其适应环境，充分参与社会生活。

以上四个方面的措施和手段，不是独立的，而是紧密联系、相互配合的，但实现全面康复，也不是每一个残疾人都需要社会康复、教育康复或职业康复措施的手段。

三、康复医学的概念和组成

康复医学(rehabilitation medicine)是医学中一个极为重要的分支,在卫生保健中是不可或缺的一部分,是研究有关功能障碍的预防、评定和处理(治疗、训练)等问题,促进病、伤、残者康复的医学。

康复医学是一门跨学科的应用科学,主要由理疗学、物理医学逐渐发展而成。康复医学主要是利用物理因子和方法(包括电、光、热、声、机械设备和主动活动)以诊断、治疗和预防残疾和疾病(包括疼痛),研究使病、伤、残者在体格上、精神上、社会上、职业上得到康复的方法,消除或减轻其功能障碍,帮助其发挥残留功能,恢复其生活能力、工作能力以重新回归社会。康复医学以功能障碍康复为主,包括康复医学基础、康复评定、康复治疗、临床康复学和社区康复等。

四、康复医学的研究对象

康复医学的主要研究对象是由于损伤和急、慢性疾病以及老龄化带来的躯体残疾者、有功能障碍的慢性病者、老年病者及先天发育障碍者。通过改善其生理和心理功能,使其在身体上和精神上得到康复,为其重返社会创造条件。康复医学贯穿于疾病引起的功能障碍的预防、诊断、评定、治疗、康复的全过程,需要整个社会的参与。康复医学涉及临床各科,康复治疗包括神经系统疾病和伤残、运动系统疾病和伤残、心肺疾病、感官及智力残疾、精神残疾、烧伤、慢性疼痛、恶性肿瘤等。康复医学与临床医学、保健医学、预防医学共同组成现代医学。

五、康复医学的服务方式

康复医学涉及多学科,WHO 提出康复医学工作有三种基本的服务方式。

(1)医疗机构的康复:病、伤、残者被接纳到康复医疗机构内所进行的康复治疗。康复医疗机构包括康复医院、综合医院的康复科、康复门诊、疗养院、康复专科医院或中心等。

(2)上门康复服务:康复医疗机构内具有一定水平的康复专业人员,到患者家中或社区等为残疾人提供的上门康复服务。

(3)社区康复:社区康复是在社区服务门诊的参与下,通过康复医疗机构专业人员的指导,为本社区的病、伤、残者提供的就地康复服务。

康复医学具有社会属性和民族文化属性,它的发展不仅受地域、民族、文化、历史、宗教等的影响,也受国家的社会制度和经济发展水平的影响。世界各国康复医学的发展受社会历史背景的影响而有差异,随着社会的发展,信息交流增多,各国的康复医学相互渗透和影响,其差异在缩小,发展逐渐趋向一致。

六、康复与康复医学的区别及联系

虽然康复与康复医学联系极为密切,但是内涵却是有所不同的,康复不等同于康复医学,康复医学是康复的组成部分,两者不能混用。康复医学的工作主要是帮助恢复残疾者的功能,促使其尽快重返社会,是以运动障碍及相关的功能损害为中心,研究障碍的本质及治疗方法的一门新兴的医学学科;而康复的范畴很全面,既包括医学康复,也包括教育康复、职业康复和社会康复,例如环境改造、特殊教育、职业找寻等措施。康复与康复医学之间相互配合,密不可分,既有交叉、重叠,也有明显的区别。两者的联系与区别见表1-1。

表1-1　康复与康复医学的区别与联系

	康复	康复医学
服务对象	一切永久性功能障碍者	暂时和永久性功能障碍者
康复目的	使残疾者恢复功能,让他们像健全人一样平等地重返社会	使残疾者恢复功能,为重返社会创造基本条件
康复方法	医学康复、教育康复、康复工程、社会康复、职业康复	康复工程和医学康复
工作人员	包括医护人员、康复工程技术人员、特殊教育者和社会工作者	康复医生、康复护士、治疗师

七、康复医学与临床医学的区别及联系

在现代医学体系中,康复医学是医学的四方面之一,它与保健医学、预防医学和临床医学共同组成全面医学,康复医学与临床医学既有密切的联系,又有区别。

（一）康复医学与临床医学的联系

（1）康复医学的范围已深入到临床医学的多个专科领域，并发展成为多个学科，如骨科康复学、神经康复学、心脏病康复学、儿科康复学、老年病康复学等。

（2）从临床处理的早期就引入康复治疗、训练、护理措施，康复医学介入越早，往往临床治疗效果越好，减少了后遗症，缩短治疗时间，节约医疗费用；现已把康复护理列入临床常规护理内容之一，以利于患者身心功能障碍的康复，康复医学随临床医学早期同步介入，利于制定整体治疗方案，实现全面康复。

（3）康复医学也越来越多地利用临床手段矫治或预防残疾，倡导医院的有关临床科室都要积极开展康复医学工作，开展专科康复治疗，使康复医学贯穿在各个临床学科的整个防病治疗工作中，临床医生与康复人员的跨科性协作不断加强。

（二）康复医学与临床医学的区别

康复医学与临床医学又有明显区别。虽然都是全面医学的重要组成部分，但侧重点不同。临床医学是以疾病为主导，以治愈疾病为目的；康复医学则更关注患者的功能障碍，以通过各种方式提高功能，促进患者回归社会为目的。两者的具体区别见表1-2。

表1-2　康复医学与临床医学的其别

	临床医学	康复医学
服务对象	一般疾病患者	暂时或永久性残疾及功能障碍者
治疗目的	治愈疾病	最大限度地恢复功能，为重返社会创造基本条件
治疗方法	以药物、手术治疗为主，或辅以其他	以物理疗法、作业疗法、言语疗法等功能训练为主。并辅以康复工程，再补充以药物或手术治疗
工作人员	医生、护士、医技人员	康复医生、康复护士、康复治疗师和康复工程人员
医生的作用	行动者、知情者	教育者、促进者
患者的作用	被动接受	主动参与
工作方法	个别进行	以协助组配合工作

第二节　康复护理学概述

一、康复护理学的概念

康复护理学是研究因伤病导致有功能障碍患者的生理、心理康复的护理理论、护理技能的一门学科。康复护理学是康复医学的重要组成部分,是根据总的康复治疗计划,为达到全面康复的目标,护理人员与其他康复专业人员共同协作,对残疾者、老年病、慢性病伴有功能障碍者进行符合康复医学要求的专门护理和各种专门的功能训练,以预防残疾的发生与发展,减轻残疾对患者的影响,最大限度地恢复生活能力,使之重返社会。随着康复医学与临床医学的不断相互渗透以及整体护理模式在国内各医院的推广普及,康复护理学将成为各种老年病、慢性病的常规护理内容。

二、康复护理与一般护理的异同

康复护理与一般临床护理在基础护理、执行医嘱、观察病情方面是相同的,但康复护理的护理对象主要是残疾者、老年病和慢性病患者,他们存在着各种生理上和心理上的残缺,造成生活、工作和社会交往等诸方面的能力障碍,常存在敏感、多疑、悲观、抑郁等多种心理问题,且这种状况处于相对稳定状态,康复护理要为患者提供更多的服务,尊重患者的人格,不能歧视、厌恶患者。在护理目的上,康复护理与一般临床护理也有很大不同,临床护理的重点是抢救生命、解除病因和症状,以治疗疾病,增进和恢复身体健康;康复护理是应用专门的护理技术和训练技术促进残疾者的身心功能重建,最大限度地恢复其生活自理能力,以平等的资格重返社会。

三、康复护理的原则

(1)早期进行功能训练,并贯穿于康复护理的始终。强调功能训练是康复医学核心,早期的功能锻炼可以预防残疾的发生、发展,避免继发性残疾。后期的功能训练可最大限度地保存和恢复机体的功能。康复护理人员应在总体康复治疗计划指导下,结合护理工作特点,持之以恒地指导、督促、帮助患者进行康复功能训练,从而促进功能的早日恢复。

(2)强调自我护理。一般基础护理采取的是"替代护理"的方法照顾患者,患者被动地接受护理人员喂饭、移动、更衣等生活护理。康复护理则强调"自我护理",即在病情允许的条件下,通过护理人员耐心的引导、鼓励、帮助和训练,使残疾患者充分发挥残余功能和自身潜能,能部分或全部地照顾自己,为重返社会创造条件。对于不能自我护理的患者,可进行"协同护理",即患者在已经尽力的前提下,护理人员给予完成活动最小量的帮助,同时鼓励家属参与,减少患者对医护人员的依赖。

(3)重视心理护理。残疾者由于自身的缺陷,常常有孤独、自卑、敏感、多疑、急躁乃至绝望的情绪,加上长时间住院,康复效果不显著,心理严重失常,产生焦虑、抑郁等不良心理状态。这要求康复护理人员要重视心理护理,要有足够的耐心,做好心理护理工作,使患者心理、精神处于良好状态,鼓励其坚持不懈地进行训练。只有当患者正视疾病、摆脱了悲观情绪,建立起生活的信心,才能有效地安排各种功能训练和治疗,使各种康复措施为患者所接受。

(4)重视团队协作。康复治疗采用的是多专业联合作战的团队服务方式,康复护理是康复治疗的一部分,康复护理人员应与康复治疗小组的其他成员密切配合,严格执行康复护理计划,共同实施对患者的康复指导,并对患者进行临床护理和预防保健护理,促进患者整体康复,使其早日回归社会。

四、康复护士在现代医学中的地位和作用

康复护士除了承担基础护理中对患者日常生活的服务和管理的工作外,还因其专业的特殊性对患者进行功能训练的指导及实施、组织患者参加各种活动、设计病室环境、进行健康教育等工作。

(1)观察者的作用。在住院患者中,与康复对象接触最多的是护士,加上护理工作的性质决定,护士通过认真细致的观察为康复护理评定、治疗计划的制订以及实施提供可靠的依据。

(2)协调者的作用。康复护士作为治疗小组的一员,必须与有关科室人员沟通、交流信息、协调工作,进一步完善康复过程。

(3)实施者的作用。病房内包括日常生活自理能力的许多功能训练都是在护士的帮助、监督和具体指导下完成的,护士是康复治疗计划方案的重要实施者。

(4)心理护理的先导作用。心理康复是整体康复的先导,护士具有帮助

患者克服身体上的障碍、精神上的压抑和社会上的压力的技能,很多心理康复工作是靠护士的语言、态度和行为来完成的。

(5)教育者的作用。在某种意义上护士还承担宣传教育的工作,指导患者进行清洁卫生、排泄、压疮预防、保持营养等训练;为患者以及家属提供有关知识咨询和资料。

(6)康复病房管理者的作用。护士不仅要保持好病房的生活环境,而且要协调好医患之间、患者之间、患者与家属之间以及其他人的关系,使患者逐步适应社会,为患者提供良好的社会环境。

第三节　我国康复护理的现状与发展

一、康复护理学的历史沿革

(一)古代康复护理蕴含于康复医学中

康复护理学的发展离不开康复医学的发展。我国 2000 多年前医、药、护并存,已经有简单的康复治疗与护理,如《黄帝内经》中就应用针灸、导引、按摩、热熨、饮食、体育等康复方法治疗瘫痪、麻木、肌肉挛缩等病症,汉末名医华佗编排"五禽戏"用来防病健身、促使病人康复,至今仍有影响;古罗马和希腊也有关于运动治病的记载,他们曾用体操、散步、文娱疗法、工作疗法等治疗躯体和精神疾病,这是最早的作业疗法,同时也采用电疗、水疗、光疗等方法治疗身心疾病而形成了物理疗法。

(二)现代康复护理学的发展历程

(1)国外康复医学的发展历程。

康复护理学与康复医学密不可分,康复护理学伴随康复医学的发展而发展。1859 年南丁格尔在《护理注意事项:该做什么和不该做什么》一文中提到允许病人自我护理是重要的护理干预措施,这是现代康复护理理论的开端。两次世界大战,尤其是第二次世界大战,大批伤病员的出现,促进了现代康复医学和康复护理学的产生和发展。英、美等国把战争时期的康复经验运用到和平时期,成立了许多康复中心。1922 年,成立了国际康复医学委员会(the Medical Commission of Rehabilitation International,CRI),

该委员会 1969 年更名为康复国际（Rehabilitation International，RI）。
1938 年，由 Keit Hauster 等大力提倡的早期起床活动被认为是 20 世纪医学实践重大变革之一。1947 年，美国成立了"美国物理医学与康复委员会"（the American Board of Physical Medicine and Rehabilitation），确立了现代康复医学的学科地位。1952 年，成立了"国际物理医学与康复联盟"（the International Federation of Physical Medicine and Rehabilitation，IFPMR）。1960 年，在意大利召开了首届世界康复医学大会。随后，许多国家相继建立了康复医学（物理医学与康复专科）。1969 年，成立了"国际康复医学学会"（the International Rehabilitation Medicine Association，IRMA），该学会于 1970 年在意大利召开了第一次会议，标志着康复医学学科的成熟。康复的概念也有了新的发展，被认为是现代康复医学之父的美国医学家 Howard A. Rusk，提出了全面康复的概念，认为康复治疗应针对整个人，包括身体、精神、职业与社会，他提倡术后早期离床活动，同时采用医疗体操、功能训练、作业疗法、心理治疗、语言矫正、假肢矫形支具装配等综合措施。这些治疗大大提高了康复的疗效，使康复医学开始成为一门独立的医学学科。

1997 年，"国际康复医学学会"、"国际物理医学与康复联盟"合并组成"国际物理医学与康复医学会"（International Society of Physical and Rehabilitation Medicine，ISPRM）。

（2）我国康复护理学的发展历程。

20 世纪 80 年代，我国开始重视康复医学，康复护理也随之产生。1983 年，卫生部要求有条件的医学院校开设康复医学课程，同年，我国成立了"中国康复医学研究会"，1988 年更名为"中国康复医学会"。1987 年 6 月，我国成立了康复护理研究会（后改名为中国康复护理专业委员会），该学会为我国普及和提高护理教育起到很大推动作用。1997 年，中国康复护理学会的成立标志着我国康复护理进入了一个新的阶段。

近年来，随着交通事故和其他意外事故的增加及人口的老龄化，对康复护理工作的需求也随之增加。我国先后成立了荣军疗养院、荣军康复院，各地区也成立了疗养院、福利院、盲人学校、聋哑学校以及残疾人工厂，为残疾人提供了康复治疗和工作学习的一系列场所。同时，我国许多地区纷纷成立了多种形式的康复机构。康复医疗已成为常规治疗，出现了专科化趋势，形成骨科、神经科、心脏病、老年病等康复医学分支，并大力倡导和推广社区康复。

康复护理学是护理学专业中的一个新的领域，近年来逐渐被社会和人们所重视。随着康复事业的发展，康复护理也正从整个护理领域中脱颖而出，并逐渐形成独立的专业体系。

二、我国康复护理的现状与前景

(一)现状

随着现代医学和科技的进步,康复护理学在康复护理基础理论、康复护理方法、人文关怀、心理康复护理等方面取得了令人瞩目的成就,越来越受到人们的重视和肯定。综合医院相继组建了康复科,区、县、街道、厂矿、学校等社区康复也以惊人的速度向前推进。中国康复护理学会的成立标志着我国对康复护理事业的重视;2002 年 12 月《护理与康复》杂志于杭州创刊,为康复护理学学术交流与沟通提供了专业平台。

由于康复技术的提高和康复仪器的更新,康复护理的进步,病人回归社会的目标已成为可能和现实,提高了康复护理在社会上的地位。近年来,康复护理概念渗入到临床各科,康复护理已成为社区护理的重要工作内容之一,许多护理院校开设了《康复护理学》课程,医院通过各种形式对现有护理人员进行康复医学及护理知识的培训,扩大了康复护理人员队伍,逐渐形成康复护理梯队。

康复护理的科研工作也正在逐步开展。随着疾病谱的变化,康复护理由对创伤病人残存生理功能的康复,扩大到对肿瘤、精神病及慢性病病人的康复。"预防残疾为主"的观念已经深入临床各个学科,并渗透到创伤和疾病恢复的整个过程,促进了临床康复护理水平和科研的提高。另外,对病人心理障碍的康复也引起了护理界的关注。

为全面贯彻落实《中共中央国务院关于促进残疾人事业发展的意见》(中发〔2008〕7 号),加快推进残疾人社会保障体系和服务体系建设,进一步改善残疾人状况,促进残疾人平等参与社会生活、共享改革发展成果,依据《中华人民共和国国民经济和社会发展第十二个五年规划纲要》,制定了《中国残疾人事业"十二五"发展纲要》,明确规定我国残疾人事业的总目标和指导原则是以邓小平理论和"三个代表"重要思想为指导,深入贯彻落实科学发展观,全面落实《中共中央国务院关于促进残疾人事业发展的意见》,按照"政府主导、社会参与,国家扶持、市场推动,统筹兼顾、分类指导,立足基层、面向群众"的要求,健全残疾人社会保障体系和服务体系,使残疾人基本生活、医疗、康复、教育、就业、文化体育等基本需求得到制度性保障,促进残疾人状况改善和全面发展,为残疾人平等参与社会生活创造更好的环境和条件,为全面建设小康社会和构建社会主义和谐社会作出贡献。

（二）前景

人类对健康的需求越来越迫切,对康复护理学的要求也越来越高,作为一门新兴学科,康复护理学有广阔的发展空间。

（1）康复护理学渗入临床各科。康复护理学已广泛应用于神经、精神、肿瘤、骨伤、内分泌等领域以及伤病的各个阶段,成为现代护理工作的重要组成部分。这就要求护理人员进行临床工作时,需要贯彻康复护理理念,遵循整体护理观念,提高病人功能水平,促进病人早日康复。

（2）康复护理工作范围明显扩展。康复护理工作不仅在医院、康复中心、康复机构进行,还在福利机构（养老院、疗养院等）、基层单位、家庭、社区广泛开展。

（3）中国传统康复护理与现代康复护理相结合。将中国传统康复护理同现代康复护理相结合,创建有我国特色的康复护理,是促进我国康复护理事业发展的重要措施。我国传统的中医康复治疗方法如针灸、推拿、气功、中药等与现代康复治疗方法相结合,疗效更突出,扩大了我国康复护理的内容和范畴,增强了康复效果。

（4）培养较高层次的康复护理梯队。康复护理人员不仅要有临床护理人员的基础理论和实践经验,还要有康复医学及康复护理学的理论知识和技能,这就要求培养较高层次的康复护理人员,进行规范化培训、各种形式的在职继续教育及重点培养康复护理学科建设和教育的骨干力量及管理人才,这将加速康复护理学的发展。

康复护理学有着美好的发展前景,但目前还存在不少的问题。为此,许多专家呼吁:今后应将康复护理作为人才培养方面的必修课,在临床护理中规范操作和评估体系,开发岗前培训、继续教育等为临床护理人员提供多种形式的学习机会;成立中国专科护士组织,建立考核中心等;同时,将现代康复理论知识、技能与中国传统康复理论知识、技能相结合,创建中国特色的康复护理,使康复护理走向国际化,促进康复护理事业的发展。

第二章 康复护理的理论基础

康复护理涉及到的基础学科十分广泛,本章将通过对康复护理的三大理论基础,即运动学基础、神经学基础以及残疾学基础的研究分析,详细介绍运动学、神经学的理论概念和常用术语以及残疾对身体机能的影响和残疾的预防。

第一节 康复护理的运动学基础

运动是人体的基本功能。掌握运动学原理可以帮助我们更好的运用运动学及人体力学,对帮助患者康复和给人们提供预防疾病的训练方法有着积极的作用。正确运用人体力学的相关知识,可以有效消除治疗师的疲劳,提高工作效率,促进患者疾病康复,给患者带来更高的生活质量。因此,运动学对康复护理来说有着重要的指导意义。

一、运动学的基本概念

运动学是一门运用物理学知识和方法研究人体活动时各系统生理变化的学科。运动学为运动疗法提供了理论基础。下面介绍几个基本的运动学概念。

(一)力和力矩

力是两个物体之间的相互作用,是运动产生及控制的根本。力主要包括大小、方向等要素。

1.力

通常人体运动学中提到的力,力主要有两种,分别是内力和外力。两种力相互作用产生适应、协调以及平衡。

(1)内力。内力是指在人体内部,各种组织以及器官互相作用产生的力。可以产生内力的组织和器官包括肌肉、骨、韧带等。其中由于肌肉收缩而产生的拉力对于人体维持姿势和运动起着最重要的作用。

(2)外力。外力是指人力之外的环境作用在人体上产生的力。比如受地球引力的影响,哑铃等运动器械在被人体使用时对人体产生的力。受地球引力产生的力方向向下,力的大小等同于物体的质量,是人体保持直立站位以及人体运动时必须克服的阻力。除此之外,还有一些可以随意设置大小和方向的外力。

2.力矩

力矩是作用于一点的力的大小与该力点至力作用线的垂直距离的乘积,该力点至力作用线的垂直距离又称为力臂。人体进行任何运动时,都会产生肌肉拉力,当肌肉拉力矩作用于关节轴并转动时,力就会产生。在康复护理中,通常研究肌力力矩来分析肌力的大小和训练状况。

(二)杠杆原理

人体骨骼、肌肉以及关节的运动涉及到杠杆原理,杠杆原理是人体运动系统的基本工作形式。杠杆包括支点、力点和重点。在人体中,骨骼担任着杠杆臂的角色,肌肉在骨骼上的附着点就是力点,而支点则是关节运动的中心,骨骼杠杆上的阻力就是阻力点。这些点和杠杆臂一同组成了杠杆。合理的运用杠杆原理可以帮助我们在运动中达到节省体力、提高效率、避免受伤等目的。根据杠杆上力点、支点和重点位置关系的不同,杠杆可以分为以下三种。

1.平衡杠杆

所谓平衡杠杆,就是指支点位于立点和阻力点的中间的杠杆。平衡杠杆的作用是传递动力并且保持平衡,又称为第Ⅰ类杠杆。在人体中,平衡杠杆的数量比较少,头颅和脊柱的连接算是一个平衡杠杆。

2.省力杠杆

省力杠杆的阻力点位于力点和支点的中间,它的特点是力臂始终大于物体重力的力臂,相对较小的力可以用来克服较大的阻力。在人体中省力杠杆极少出现,在人提重物时,人为了省力,会将重物靠近身体,这时重物和身体之间会产生这种杠杆。

3.速度杠杆

速度杠杆的力点位于支点和阻力点中间,速度杠杆与省力杠杆恰恰相反,它的力臂始终小于阻力臂,因此力必须大于阻力才能产生运动。速度杠杆并不能起到省力的效果,但是可以给人体提供较大的运动速度和运动幅度。但是速度杠杆不利于负重,当阻力过大时,容易引起运动的环节出现损伤,比如肌肉的损伤以及关节损伤等。速度杠杆在人体中最为普遍,比如肱二头肌屈起前臂时的运动就会形成速度杠杆,这时杠杆的支点在肘关节的中心。

下图 2-1 是三种不同类型的杠杆。

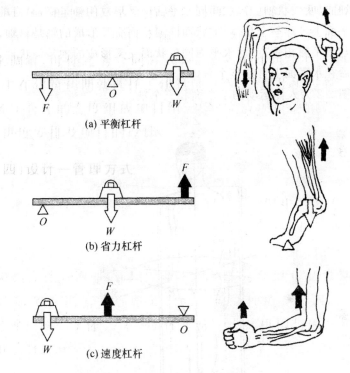

(a) 平衡杠杆

(b) 省力杠杆

(c) 速度杠杆

图 2-1　人体杠杆示意图

(三)运动的基本姿势

人体运动的基本姿势指的是人体运动开始时的姿势,也就是身体保持直立站位,面向前,双眼平视前方,双脚并立,脚尖向前,双臂垂于身体两侧,掌心贴在体侧。

(四)人体运动的面和轴

在人体运动时,分别有三个面以及三个轴出现在运动坐标系中。

1. 人体运动的三个面

人体运动的三个面分别是水平面、冠状面以及矢状面。水平面又称横截面,就是和地面平行的面,平行面将人的身体分为上下两个部分;冠状面是指与身体的前面或后面相平行的面。冠状面将身体分为前后两个部分;矢状面则是与人身体的侧面相平行的面,矢状面将人体分为左右两个部分。

2.人体运动的三个轴

人体运动的三个轴以人体运动的三个面为基础。三个基本的轴分别是横轴、纵轴以及矢状轴。冠状面同水平面交叉形成的轴是横轴,横轴从右至左在水平面上贯穿整个身体;矢状面同冠状面交叉形成的轴是纵轴,纵轴由上到下与水平面相垂直;而水平面同矢状面交叉形成的轴是矢状轴,矢状轴由前至后在水平面上贯穿整个身体。

下图 2-2 为人体运动的三个面和三个轴。

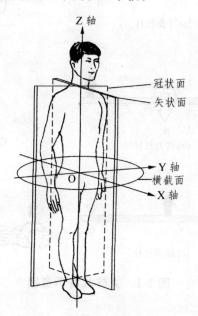

图 2-2　人体运动的面和轴

二、人体结构

(一)肌肉的类型以及收缩方式

1.肌肉的类型

肌肉的运动对于人体运动有着至关重要的作用。由于人体的运动取决于关节运动,而关节运动则是由于多块肌肉的共同作用产生的。因此,肌肉的运动对于人体运动起着重要的基础作用。特定的肌肉在不同的运动中往往担当着不同的责任,即使在同一种运动中,某一块肌肉的作用也会由于重力的差异而发生变化。人体的肌肉组织包括平滑肌、心肌和骨骼肌。而骨骼肌是与人体关节运动最相关的。以骨骼肌在运动中扮演的不同角色的不同,可将其分为三种类型。

(1)原动肌。

人体中的原动肌主要有屈肘时的肱二头肌和伸膝时的股四头肌等,原动肌在运动的发动和维持中扮演着主要角色。

(2)拮抗肌。

人体中的拮抗肌主要有屈肘时的肱三头肌和伸膝时的股二头肌等。拮抗肌和原动肌的运动方向完全相反,当原动肌收缩时,拮抗肌就会适当的放松来保持关节运动的平衡性和稳定性,避免出现关节损伤的危险。

(3)配合肌。

配合肌主要包括固定肌、协同肌和辅助肌。

1)固定肌,人体中的固定肌主要有肩关节等,固定肌对原动肌发挥作用起辅助作用,它帮助固定原动肌运动的起止点以及附近骨骼的肌肉。

2)协同肌,人体中的协同肌有中和肌、从动肌等。协同肌的主要作用是,在多块原动肌跨过多肘关节或多个关节产生复杂运动时进行收缩,来辅助运动消除某些因素。

3)辅助肌,辅助肌又称为副动肌,主要作用是协助原动肌完成某些关节运动或是在运动的某个阶段起作用。

2.肌肉的收缩形式

肌肉的运动主要表现为收缩。在运动神经的控制下,利用骨关节以及韧带的协同作用,骨骼肌的收缩或肌力的增加可以导致各种运动的发生。肌肉的自然收缩形式主要有两种,一是等长收缩,二是等张收缩。而近年来,一种新的肌肉收缩方式也成为越来越多的专家研究的对象,就是等速收缩。

(1)等长收缩。

等长收缩就是指在肌肉收缩时,肌肉的张力增加而长度保持不变。等长收缩发生时,不会发生明显的关节活动。等长收缩主要帮助人体维持动作和姿势的稳定性。

(2)等张收缩。

等张收缩和等长收缩相反,就是当肌肉收缩时,肌肉的纤维长度发生变化而肌张力保持不变。等张收缩发生时,一般会伴随关节的活动。等张收缩在人体的活动中普遍存在于四肢的活动。

（3）等速收缩。

等速收缩是指在专门器械的帮助下，肌肉完成的一种特定的收缩模式。等速收缩发生时，肌肉的张力和纤维长度同时发生变化，也会产生关节的活动，但是肌肉的角速度保持不变。

一般情况下，人体骨骼肌的收缩为混合式收缩，即不仅有张力的增加，纤维长度也会发生改变，但是张力增加总是发生在纤维长度变化之前。而且，当肌张力增加超过肌肉负荷时，肌肉收缩才会发生纤维长度的变化，而此时，肌张力将不会再增加。

（二）关节的结构和功能

1.关节的结构

关节是人体运动的重要构件，主要包括关节面、关节囊、关节腔以及辅助结构四部分。

（1）关节面。

关节面就是构成关节的两骨的相对面。关节面由关节头、关节窝以及关节软骨组成。其中关节软骨由于其弹性，可以承受重负、缓冲震荡并减少摩擦系数，起到保护关节头和关节窝的作用。

（2）关节囊。

关节囊是在关节的周围包着的两端附着于关节面周围的骨面。关节囊由纤维层和滑膜层组成。纤维层内含致密结缔组织，包括丰富的血管、神经以及淋巴管；滑膜层则由疏松结缔组织组成，边缘部位和关节的软骨部位相延续。

（3）关节腔。

关节腔是由关节囊内部的滑膜层以及关节软骨组成的密闭的负压结构。关节腔内部有少量的滑液。

（4）辅助结构。

关节内部的辅助结构主要包括韧带、关节盘、关节唇以及滑膜襞。

1）韧带，韧带的主要作用是提高关节的稳定性，限制关节运动的幅度。韧带还能给肌肉和肌腱提供附着点。

2）关节盘，关节盘的主要作用是提高关节的活动度和关节头、关节窝的适应程度，缓冲关节内部发生的震荡。

3）关节唇，关节唇主要的作用是稳定关节，主要在关节窝的周围附着。

4）滑膜襞，滑膜襞的主要作用是促进滑液的分泌和吸收，缓冲关节运动。

2.关节的功能

关节的功能和关节的灵活性以及稳定性有着直接的关系。关节运动的形式与关节面的运动轴数量有关,运动轴的数量越多,那么关节可活动范围就越大,活动的形式也就越多样化。关节囊的松紧和厚薄也和关节运动的灵活度、稳定性相关。关节囊的紧张度越高,那么周边韧带和肌腱就会越牢固,那么关节就只能在小范围内进行活动;反之,如果关节囊的紧张度低,那么关节的稳定性就相对较差,但是关节就可以在更大的范围内活动。下表2-1是关节运动的常用术语。

表 2-1 关节运动的常用术语

常用术语	关节运动
伸展与屈曲	以纵轴为中心在矢状面上的运动相关关节的两骨角度缩小为屈曲;两骨角度增大为伸展
内收与外展	以矢状轴为中心在冠状面上的运动以中立位为基准线,肢体离开基准线向内侧活动为内收;肢体离开基准线向外侧活动为外展
内旋与外旋	以纵轴为中心在水平面的运动向肢体前方旋转为内旋;向后方旋转为外旋
外翻与内翻	足底转向外侧之运动为外翻;足底转向内侧之运动为内翻

三、制动对机体的影响

制动是指人的局部或全部身体维持固定或是被限制活动。制动包括局部固定、长期卧床、肢体瘫痪等多种形式。对于严重患病的患者来说,制动可以保证他们顺利度过病危期,减少体力消耗,对疾病的恢复产生积极作用。但是患者如果长期处于制动状态下,可能会产生负面影响,不仅不能对疾病的康复起到积极作用,还有可能加重病情的程度。长期卧床与制动对机体的不良影响主要表现在以下几个方面。

(一)对心血管系统的影响

长期卧床或制动对心血管系统造成的影响主要包括三方面。

1.基础心率增加

长期卧床会导致患者的血容量下降、每搏心输出量减少以及自主神经功能不协调,这些后果都可能导致基础心率的增加,也就是静息心率的增加。而基础心率增加会进一步带来更多不良的后果,比如舒张期会缩短、冠状动脉血液灌注量会减少,这就导致患者就算是进行很轻微的活动也容易出现心动过速的状况。

2.直立性低血压

由于长期卧床的病人的体位转换不像正常人可以通过交感神经的反射进行调节,使血液重新分布,而是由于自主神经调节功能的失调,可能会导致其不能维持正常的血压,因此在由卧位突然转换成立位时,就会出现脸色苍白、出汗、头晕、恶心、呕吐等休克症状。而由于重力作用的影响,血压的降低会引起血容量的减少,血容量从中心转移到外周直接导致直立性低血压的形成。

3.形成静脉血栓

长期卧床的患者除了会出现血容量减少的情况之外,还会出现静脉血栓的症状,这是因为血容量的减少会导致患者体内血细胞比容的升高,从而导致肌肉泵的作用降低,下肢血液的回流阻力增加,引起静脉血管容量增加和血流速度减缓等现象,血小板的聚集也是形成静脉血栓的原因之一。静脉血栓形成具体会表现为血栓性静脉炎、深部静脉血栓甚至是肺栓塞等。

(二)对肌肉骨骼系统的影响

长期卧床或处于制动状态下的患者在肌肉骨骼系统方面可能会出现以下一些不良的后果。

1.废用性肌萎缩

长期卧床或处于制动状态下的患者由于肌肉长期不活动或者活动范围极小,肌肉的耐力和肌张力都会下降,这样的现象被称为废用性肌萎缩。根据数据显示,一般情况下,在卧床1~2周后,患者便会出现肌萎缩的征兆,在患者处于绝对卧床的状态下之后,每周肌萎缩比例可达到10%~15%,而到3~5周,患者的肌力下降有可能达到50%。通常下肢肌萎缩更为明显也更快。

废用性肌萎缩一般情况下是可以被预防的,患者可以通过进行一定的激励恢复训练维持肌肉的耐力和张力,但是想要完全恢复肌力还是需要较长时间的。

2.关节挛缩

长期卧床或制动的患者由于长期缺乏活动和锻炼,身体内肌肉、关节囊、韧带等软组织可能会出现纤维长度变化的现象,使得软组织的活动能力和灵活性大大降低,这就导致关节逐渐僵硬不能活动。关节僵硬无法活动就是关节挛缩。关节挛缩更有可能由于关节本身存在炎症、肌肉瘫痪等导致。关节在被固定后一段时间,关节囊就会开始变厚,失去弹性和灵活性。

一般情况下,在关节被固定 3 周以内,关节挛缩还是有可能缓解的,但是一旦到了 2～3 个月,那么关节挛缩基本上就是不可逆的了,即使患者的疾病康复后通过机械的帮助进行关节恢复运动,也难以纠正。

3.骨质疏松

人身体中骨的代谢一般通过负重、牵伸以及站位时的重力作用进行,但是长期卧床或制动的病人由于长期处于同一位置并很少处于立位,导致骨的代谢无法正常进行。因此,骨的形态和密度都会受到严重影响,从而导致骨质疏松。当患者处于骨质疏松的状态下时,即便是很小的跌倒或轻微的活动都很容易造成骨折。患者想要缓解这一症状的方法只有尽早下床进行运动或借助外力进行站立行走的训练。

(三)对代谢及内分泌系统的影响

1.负氮平衡

长期卧床或制动的病人由于抗利尿激素分泌的减少导致排出尿和尿氮的增加,与此同时,食欲下降导致患者摄入蛋白质的量明显减少,患者体内就会因此出现负氮平衡的现象。负氮平衡在患者体内的具体表现是低蛋白血症、水肿、体重下降等。

2.负钙平衡

长期卧床或制动的患者的骨会出现破坏的现象,因此骨内的血钙浓度会上升,肠道中钙吸收减少,而排出尿钙增多,导致长骨中骺部和骺端的骨松质的钙丢失明显。

3.糖耐量异常

长期卧床或制动会导致患者长期缺乏运动从而造成胰岛素的生物利用率下降,最终导致患者体内糖耐量降低。

(四)对泌尿系统的影响

长期卧床或制动可能会使患者出现泌尿系统结石的症状,这是由于长期卧床造成的骨质疏松引起的。骨质疏松造成钙从骨中游离到尿中排出,而尿磷的排泄增加,容易形成结石。长期卧床或制动对患者泌尿系统可能产生的影响还包括尿潴留和尿失禁以及泌尿系统感染等。

（五）对呼吸系统的影响

长期卧床或制动对呼吸系统造成的影响主要包括肺不张和肺部感染，这是因为长期缺乏活动导致患者的肺活量和最大通气量明显下降，同时运动耐力的下降会引起呼吸表浅的现象，最终由于分泌物潴留造成感染。

（六）对消化系统的影响

长期卧床且缺乏运动会使患者出现食欲下降的症状，病人的饮食习惯也会随之发生变化，因此会出现胃肠蠕动减慢的情况，最终导致便秘的发生。

（七）对神经精神系统的影响

卧床或长期制动对患者神经精神系统带来的影响可能包括感觉异常、痛阈下降、认知、判断、记忆、协调、学习等能力下降等。这是因为长期制动者缺乏正常的交际和沟通，对事物的感觉减少，导致感觉输入减少，同时，由于疾病的痛苦以及缺少与社会的交流，患者极易出现焦虑、抑郁、情绪不稳等症状，而缺乏沟通可能使患者感情淡漠、易怒，出现幻听等现象。

四、运动在康复治疗中的作用

运动在康复护理的治疗中扮演着重要的角色。具体来说，运动对于康复护理治疗起到的作用包括以下几方面。

（1）维持身体机能，预防骨质疏松；

（2）扩大关节活动范围，避免炎症发生；

（3）提高呼吸容量，改善心肺功能；

（4）促进损伤恢复，增强代谢能力；

（5）调节神经系统，改善患者心情。

第二节　康复护理的神经学基础

随着近代分子生物学的进步和发展，神经科学的众多分支出现了相互渗透、相互促进的局面，神经解剖学、神经生理学、神经药理学等学科更是成为康复护理领域重要的理论基础。本节将从神经发育、神经细胞损伤后的再生以及中枢神经的可塑性等方面详细阐述神经学作为康复护理的理论基础给康复护理提供了哪些指导和帮助。

一、神经发育

神经发育是一个非常复杂的过程,受到多重因素的影响和作用。神经发育是个体发育中最早也是最迅速的系统。胚胎的神经干细胞受到周围环境变化的影响,通过细胞间的互相联系而发生诱导、分化、凋亡、迁移等步骤,最终形成脑、脊髓和神经系统的其他组成部分。

(一)神经诱导

胚胎从受精卵经过卵裂球、囊胚的过程发育成为原肠胚,原肠胚中背部中央的脊索和其上方覆盖的预定神经外胚层之间的细胞发生相互作用后,外胚层会发育成为神经组织,这整个过程被称为神经诱导。神经的诱导可以是直接的,也可以是间接的,神经的直接诱导发生于细胞间的直接接触,间接诱导主要通过可弥散的生物活性物质介导。神经诱导主要包括原发诱导和次发诱导。

原发诱导形成神经板,关键在于中胚层向外胚层释放神经化因子的过程中会使神经组织产生特异性。而次发诱导则是由早期的脑和脊髓引起,关键是中胚层向外胚层释放中胚层因子。中胚层因子在神经外胚层各个部位的浓度差决定了脑的区域分化差别。最终结果是,前脑由中胚层的前部和外胚层的相互作用诱导;而中脑和后脑则诱导于中胚层的中部和外胚层;中胚层的最后部与外胚层相互作用诱导出脊髓。

(二)神经细胞的分化

神经管里的室管膜细胞可以产生神经元以及神经胶质细胞的前体,而前体细胞又可以转化成终末细胞,这整个过程就是神经细胞的分化。神经细胞分化的过程中也发生着其他过程,比如神经上皮的增殖过程。在细胞开始迁移时,神经胶质细胞可以抑制神经元的分裂,并在同时持续进行分裂。发育的神经细胞处在一个复杂的环境中,这些复杂的环境因素都会在神经细胞的分化中产生影响,包括机械张力、电流等等。

(三)神经细胞的迁移

神经细胞的迁移在神经系统发育中是一个独特的现象,这是由于神经细胞的发生位置和定居位置不同,同时神经元为了达到纤维联系上特定的靶细胞位置,就要不断的进行迁移。影响神经细胞迁移的因素主要包括细胞及突起的积极移动、多种化学因子局部的浓度梯度以及胶质细胞的爬行等等。根据电镜三维重建技术显示,单个迁移细胞可以与几条胶质纤维在不同的放射状胶质纤维束之间接触并转换,在大部分神经细胞完成迁移之后,放射状胶质细胞就会转化成星形胶质细胞。

(四)神经细胞的程序性死亡

神经细胞的生长分化伴随着大量细胞的死亡。在神经细胞的发育过程中出现的由细胞内的特定基因程序表达介导的细胞死亡,称为程序性细胞死亡,它是神经系统调整细胞数量的一种方式。细胞的增殖和死亡构成了神经系统的动态平衡,这种平衡为细胞向特定组织和器官的表型分化奠定了基础,并能保证细胞可以构建成成熟的机体,维持正常的机能。此外,这种动态平衡还促进了神经系统的结构完整和功能完善。

机体对细胞死亡的控制主要包括两个方面。一方面是促进,另一方面是抑制。在这两个方面达到平衡的情况下,神经系统才能保持正常的发育。死亡的细胞碎片会很快被周围的细胞清除,因此不会影响到其他细胞的正常功能。

二、中枢神经系统损伤后的恢复及可塑性

中枢神经系统的结构包括脑和脊髓。神经元在被破坏后,一般情况下认为它不能再生,但是近年来,一些研究已经表明中枢神经系统的结构和功能可以随着外界环境的变化进行调整或重组,也就是说,中枢神经系统具有可塑性。可塑性是中枢神经系统的重要特性,对研究中枢神经损伤后的恢复起到了至关重要的作用。以下以脑为例,介绍促进脑损伤后的早期恢复以及脑的重塑机制。

(一)促进脑损伤后的早期恢复

1.自发性恢复

脑的自发性恢复就是指在脑损伤之后的早期,无论是否进行了治疗,患者的脑可以进行自发的恢复,主要包括以下几种机制。

(1)功能性休克。

功能性休克是指脑损伤之后,功能联会出现暂时的障碍,部分没有受到损伤的神经元突触也不能完成传导功能,但是经过一段时间之后会自发的恢复。

（2）供血改善。

在脑损伤之后，部分血管也会出现损伤，导致脑损伤部位附近的血管出现反射性痉挛甚至完全闭锁的情况，但是经过几个小时或几天，这些血管又会重新开通。与此同时，侧支循环的开放对于维持系统结构、恢复系统功能也起着积极作用。

（3）水肿消退。

水肿区由于缺乏氧气和足够的营养，因此会对周围正常组织的功能起到负面的影响，可能会导致周围组织无法正常运行，但是随着几天或几周后水肿的消退，周围组织的功能也会得到恢复。

除此之外，内源性神经生长因子的释放和细胞免疫学的修复都对脑损伤后的早期恢复起到积极作用。

2. 非自发性恢复

非自发性恢复机制主要包括以下几种。

（1）外源性生长因子。

外源性生长因子分为外源性神经生长因子和成纤维细胞生长因子，外源性神经生长因子的主要作用是促进神经元的生长发育、提高损伤后神经元的存活率、抑制自身免疫、促进神经移植之后移植物的生长等，而成纤维细胞生长因子的作用则是给神经系统提供营养，并维持和促进神经元的生存和生长。

（2）恒定电场。

恒定电场对于促进哺乳动物和非哺乳动物中枢神经系统的恢复作用已经得到了广泛的研究证实。

（3）环境因素。

良好的环境对于中枢神经系统的恢复也起到了不可忽视的正面作用。

（二）促进脑的重塑

1. 脑的重塑的概念

脑组织随着外界环境的改变，可以自行修改结构和功能，这样的能力被称为脑的可塑性。神经元在受到损伤之后，附近完好的神经元的功能重组、较低级的中枢神经部分、潜在通路的启用以及突触发芽等都会对神经元的功能进行代偿。通常情况下，可塑性高的神经细胞的功能易变性也高，也就是说，在损伤后更容易及时恢复功能。

脑的重塑形式也表现出多样化的特点，包括与学习记忆相关的正常生理性可塑性以及与脑损伤之后自身功能代偿相关的病理性可塑性。两种可塑性有时候会交织出现,比如在脑卒中出现偏瘫的症状之后,经过一段时间的康复训练,患者的神经皮质的联系会得到改变,部分丧失的机能也能得到恢复,这样就促进了病情的康复。

2.中枢神经的可塑性机制

中枢神经的可塑性机制主要包括以下几种。

(1)神经发芽。

神经发芽包括再生长芽和侧支长芽两种形式。

1)再生长芽。

再生长芽是指芽从受损轴突的残端开始向损伤的部位生长,再生长芽很难在中枢神经系统中见到。

2)侧支长芽。

侧支长芽是指芽在从最靠近损伤部位的正常神经细胞的突触向侧方向生长,来支配损伤部位,侧支长芽可以部分代偿损伤区域的功能。侧支长芽在中枢神经系统中较为常见,是构成中枢性损伤功能恢复的形态学基础,也是功能的代偿或再建的实质。

(2)新生神经元。

新生神经元来源于内源性神经干细胞的激化和迁移,新生的神经元具有正常的功能。

(3)突触的可塑性。

突触的可塑性涉及到多个方面,不仅有神经末梢的去极化、运动频率等,还涉及突触前膜内钙离子浓度以及多方面的外在因素。突触的可塑性的表现特点是:首先,突触的可塑性表现为长时程突触传递的增强现象,中枢神经在受到刺激之后,突触会保持长时间的兴奋状态,一般情况下,这种现象的出现与脑的学习、记忆功能相关;其次,突触的可塑性还表现为长时程的压抑现象,也就是突触的传递效率在长时间内维持在一个较低的水平上,这样可以避免肌肉过度紧张,导致运动不协调;第三,突触的可塑性还表现为失神经敏感,失神经敏感是指由神经支配的肌肉表现出极强的兴奋度,这个现象在一定时间内可以保持失神经组织的兴奋,对之后神经再支配以及新突触的形成都起到积极作用。

(4)神经网络功能变通性。

神经网络功能的变通性是指神经系统利用新的功能模式取代损伤的功能,建立起新的通路的过程。神经网络的功能变通性主要包括启用潜在通路、代偿旧皮质及损伤周围组织以及不同感觉神经之间的功能替换等。

(5)行为代偿。

行为代偿是指用后天学习掌握的新功能来代替已经丧失的功能。比如,患者可以通过康复训练利用别的肌群实现损伤肌群的功能等。

(三)影响中枢神经可塑性的因素

1.脑损伤的情况

脑损伤的情况对中枢神经的恢复起着关键性影响。中枢神经受到损伤的部位、范围、程度、原因等都是影响中枢神经恢复的重要因素。相比于一次性伤害,多次重复损伤更加难以恢复。

2.年龄

中枢神经受损的患者的年龄也是制约中枢神经恢复的一大因素。一般来说,神经功能的可塑性会随着年龄的增长而减少,发生在相同部位的脑损伤,成年人会比年轻人的症状更明显。

3.再学习与功能训练

脑损伤的修复过程从本质上来说就是中枢神经系统再学习、再适应的过程。中枢神经系统需要通过不断进行功能训练来学习和建立神经网络功能及其变通,从而提高脑的可塑性,使患者恢复健康。反复持续的功能训练可以促进突触效率的提高,有助于中枢神经损伤的最大程度的恢复。除此之外,感觉反馈在促进中枢神经系统恢复的过程中也发挥着重要的作用。

4.社会心理及环境因素

患者想要最大程度的恢复中枢神经系统的功能,还要依赖于乐观积极的心理状态,只有拥有乐观积极的心态,患者才能更好的面对疾病,更积极、无障碍的投入到康复训练中去。其次,良好的康复环境也是促进患者中枢神经系统的一大要素。患者如果处于良好的康复环境中,拥有家人、朋友的支持,那么对于患者的康复训练也会产生重要的推动作用。

5.物理因子及药物

患者也可以借助一些物理因子和药物的帮助来恢复中枢神经系统,某些物理因子和药物可以帮助患者促进轴突的生长,对神经系统的恢复有积极作用。

6.神经细胞的再生和移植

以前的研究认为神经细胞受到损伤破坏后就不能再生了,但是近年来的研究则显示,成人脑组织当中的神经干细胞具有分化的可能,可以分化成为神经元和神经胶质细胞。但是外源性神经干细胞的移植还没有经过临床应用的阶段。

第三节　康复护理的残疾学基础

残疾是指由于外伤、疾病、发育缺陷或精神因素等原因造成的人体身心功能障碍,最终导致人在不同程度上丧失正常生活、工作、学习以及社交的日常功能。残疾学主要对残疾形成的原因、发展的规律以及各种临床表现进行研究,对康复与预防有着积极的作用。

一、残疾的分类

残疾从大体上可以分为原发性残疾和继发性残疾。原发性残疾是由各种疾病、损伤或者先天性的异常直接导致的,而继发性残疾是指功能障碍是来源于原发性残疾引发的并发症。残疾一般以患者的实际能力为标准进行分类,下面介绍两种国内外主要的分类方式。

（一）国际残疾分类

国际残疾分类发布于 1980 年,简称 ICIDH(International Classification of Impairments,Disabilities&Handicaps),以个体因伤病造成的能力的丧失情况为依据,将残疾分为残损、残疾以及残障。

残损是指由于各种原因导致的心理、生理、身体结构或是功能方面的缺失或异常;残疾是指患者的正常日常生活能力部分或全部的缺失;残障是指患者在参与社会活动、交际等方面存在的障碍。表 2-2 是国际残疾分类的具体准则。

表 2-2　ICIDH 分类准则及评定途径

分类	特征	功能状态	评估途径
残损	器官水平	器官或系统功能障碍或丧失	关节活动度评估、徒手肌力评估、心电运动试验、电诊断
残疾	个体水平	生活自理能力障碍或丧失	日常生活活动能力评估
残障	社会水平	社交或工作严重障碍或丧失	社交和工作能力评估

（二）中国残疾分类

我国使用的残疾分类是于 1995 年修订的《中国残疾人实用评定标准》,

该标准共将残疾分为六大类,分类依据是残疾部位,下表 2-3 显示了该分类标准的定义和评估准则。

表 2-3 中国残疾分类标准

分类	分级
视力残疾	(1)盲:一级盲(最佳矫正视力<0.02 或视野半径<5) 二级盲(最佳矫正视力≥0.02 或视野半径<10) (2)低视力:一级低视力(最佳矫正视力≥0.05~<0.1) 二级低视力(最佳矫正视力≥0.1~<0.3)
听力残疾	(1)聋:一级聋(言语频率平均听力损失程度>91 dB,即听力级) 二级聋(言语频率平均听力损失程度 90~71 dB) (2)重听:一级重听(言语频率平均听力损失程度 70~56 dB) 二级重听(言语频率平均听力损失程度 55~41 dB)
言语残疾	一级言语残疾:只能简单发音而言语能力完全丧失者 二级言语残疾:具有一定发音能力,语音清晰度在 10%~30%, 言语能力等级测试可通过一级,但未达到二级测试水平 三级言语残疾:具有发音能力,语音清晰度在 31%~50%, 言语能力等级测试可通过二级,但未达到三级测试水平 四级言语残疾:具有发音能力,语音清晰度在 51%~70%, 言语能力等级测试可通过三级,但未达到四级测试水平
智力残疾	一级智力残疾(极度):IQ 值在 20 以下,极度适应缺陷 二级智力残疾(重度):IQ 值在 20~34 之间,重度适应缺陷 三级智力残疾(中度):IQ 值在 35~49 之间,中度适应缺陷 四级智力残疾(轻度):IQ 值在 50~69 之间,轻度适应缺陷
肢体残疾	重度一级肢体残疾:完全不能或基本不能实现日常生活活动(0~4 分) 中度二级肢体残疾:能部分实现日常生活活动(4.5~6 分) 轻度三级肢体残疾:基本上能实现日常生活活动(6.5~7.5 分)
精神残疾	一级精神残疾(极重度):《社会功能缺陷筛选表》≥3 个问题被评为 2 分 二级精神残疾(重度):《社会功能缺陷筛选表》有 2 个问题被评为 2 分 三级精神残疾(中度):《社会功能缺陷筛选表》有 1 个问题被评为 2 分 四级精神残疾(轻度):《社会功能缺陷筛选表》有≥2 个问题被评为 1 分

注:①肢体残疾中提到的日常活动共分为八项,分别是:端坐、站立、行走、穿衣、洗漱、进餐、如厕、写字。其中,能实现的计 1 分,实现困难计 0.5 分,不能实现计 0 分;②《社会功能缺陷筛选表》是由世界卫生组织发布的,筛选表列出了 10 个问题,将精神残疾分为四个等级。

二、残疾的预防

康复医学不仅要关注残疾者的康复,还要关注残疾的预防。世界卫生组织认为,当今的医学技术如果得以科学的利用,那么世界上 50% 的残疾都可以得到控制至少是延迟发生。残疾的预防应该在国家、地区、社区和家庭不同层级之间展开,并针对不同的成长时期采取不同的措施。残疾的预防可以分为以下三个级别。

(一)残疾一级预防

残疾一级预防的目的是预防致残性伤害和疾病的发生,具体操作措施包括:咨询、保健指导、预防接种、健康教育等。残疾一级预防针对的主要是先天性残疾、意外残疾、致残性传染病、精神疾病等。科学的采用这一级的预防措施,可以降低 70% 的残疾发生率。

(二)残疾二级预防

残疾二级预防的目的是对由伤病导致的残疾进行控制或逆转。残疾二级预防的主要措施有定期体检、早期疾病的医疗干预、早期康复治疗等。科学合理的运用残疾二级预防措施,可以防止 10%～20% 残疾的发生。

(三)残疾三级预防

残疾三级预防的目的是防止残疾进一步转化为残障。在残疾发生时,要及时对疾病进行治疗,避免残疾进一步转化为残障。具体措施包括:积极进行康复治疗、改善康复环境、为患者提供康复咨询等。

三、残疾的康复

残疾的康复应该采用包括医疗、教育、职业和社会康复等在内的全方位、多层次的康复模式。

(一)康复目标

残疾康复的最终目标是重返社会,也就是最大程度的帮助患者恢复生活、学习、工作和社交能力,使其可以重返社会、自力更生,和健康人一样过上正常的生活。而对于那些残疾状况比较严重,全面康复比较困难的患者,也应该帮助其积极参与康复训练,提高生活自理能力,保持身体机能并延缓功能衰退。

(二)康复对策

表 2-4 是具体的康复对策。

表 2-4　不同等级残疾的康复对策

分类	目的	应对措施
残损	恢复、改善存在的功能障碍	预防和治疗并发症,调整心态
残疾	利用、加强残存功能	使用假肢、轮椅等工具代偿残损功能
残障	功能替换	改善康复环境,促进患者就业

从上表中可以看出,针对不同的残疾患者,根据其具体情况的差异,可以采取相应不同的康复对策来提高和恢复患者的身体功能、生活自理能力、心理状态等。

(三)康复标准

根据残损、残疾以及残障的最终康复水平,可以将其分为三个层次的康复,分别为低水平康复、中水平康复和高水平康复。具体的康复标准见表 2-5。

表 2-5　残疾的康复标准

分类	躯体功能	生活自理状况	重返社会状况	心理状态
低水平	细微改善	难以自理	无法出家门	自愿与社会隔绝
中水平	明显改善	基本自理	不能或勉强参与工作或学习	存在孤独、自卑、受歧视、无存在感等感觉
高水平	显著改善	能够自理或在他人或机械帮助下自理	可以上学或进行适当的工作及社会活动	受到尊重、无自卑感、积极参与社会活动

第三章 康复护理的评定内容及具体方法

康复医学的工作内容包括康复评定和康复治疗两大部分。康复治疗是康复目标得以实现的基本途径,康复评定则是康复治疗得以正确进行的必要基础。因此,在康复医学中,康复评定与康复治疗的意义是同等重要的。康复评定就是通过临床各种检测、诊断方法,把握残疾者现时的功能状况,了解临床症状、体征、疾病的属性以及发生障碍的部位、性质、程度和其所造成的影响,并以此作为基础推测残疾预后,进而考虑或制订可能康复程度目标的过程。

第一节 康复护理评定概述

康复护理评定是康复护理学的极为重要的组成部分,也是临床护理工作的重要内容。通过康复护理评定收集病人的病史和相关资料,并对功能障碍的原因、种类、性质、部位、范围、严重程度、预后等做出客观、准确地判断,从而制定康复护理目标及护理计划。同时通过康复护理评定可以对前期的护理效果进行客观评价,更好的调整护理计划,使临床恢复的效果得以提高。

一、康复护理评定的工作流程与内容

(一)康复护理评定的工作流程

患者从入院到出院一般按照以下规律进行康复医疗活动,主要流程是:患者入院—医生检查—各专业人员根据本专业的需要进行初期评定—初期评定会—康复治疗—中期评定—中期评定会—继续治疗—末期评定—末期评定会—回归家庭或社会。从这个流程中可以看出,整个康复医疗活动是以康复评定为主线的,这与临床诊断的区别是很大的,康复医疗活动以初期

评定开始,以末期评定结束,在康复医疗的全过程中都离不开评定,康复护理的前提就是正确的康复评定。这一过程需要不断的收集资料,并对资料进行分析研究,以及确定康复目标、制定康复护理计划、评定治疗效果、比较不同治疗方案的优劣的过程。

(二)康复护理评定的内容

康复护理评定的内容涉及面很广,每一项又包含许多方面的内容,涉及的评定方法或内容如下。

(1)躯体功能评定,包括关节活动度评定、肌力评定、肌张力的评定、反射与反应发育的评定、步态评定、平衡和协调运动功能评定、运动控制障碍的评定、心肺功能评定、感觉功能评定(包括疼痛评定)等。

(2)日常生活活动能力评定,包括进食、穿衣、洗澡、大小便控制、行走、使用轮椅、与他人交往以及在社会上、经济上和职业上合理安排生活方式等内容。

(3)心理与精神功能评定,包括认知功能评定、社会心理功能评定、知觉功能障碍评定。

(4)社会功能评定,包括环境评定、生活质量评定等。

除上述评定内容外,还包括失语症、构音障碍、语言发育迟缓等各种言语功能障碍的评定、吞咽功能评定、残疾评定等内容,本书主要介绍残疾评定、躯体运动功能评定中的关节活动度的评定、肌力评定、肌张力评定、步态评定、平衡和协调运动功能评定、心肺功能评定、感觉功能评定,日常生活活动能力评定,言语功能评定等内容。

二、康复的目的和意义

(1)明确功能障碍情况。通过康复护理评定,明确功能障碍的部位、范围、原因、性质及其严重程度,以及对病人个人日常生活活动、社会活动能力所造成的影响。

(2)确定康复护理目标。根据对病人功能障碍的评定结果,对确定康复护理的远期目标以及近期目标非常有利。远期目标是康复护理结束或出院时预期达到的最佳状态,近期目标是实现远期目标过程中的阶段性目标,这也是实现远期目标的基础和具体步骤。

(3)制订康复护理方案。围绕康复护理目标制定适当的康复护理措施以促进病人功能恢复,如脑血管疾病的病人急性期可采取肢位的摆放、关节被动活动等康复护理措施,后遗症期可考虑如何进行自身功能代偿如轮椅、支具或其他辅助器具使用等康复护理方法。

(4)评定康复护理效果。在康复护理的初、中、末期等不同阶段进行评定,可以评估康复效果。同时,康复护理评定也具有一定的反馈作用,它可以判断康复护理方案的效果是否达到预期目标,从而决定继续使用或调整制定康复护理方案以帮助病人改善功能障碍,使生活质量得到提高,使其能最大限度的重新回归社会。

(5)帮助判断病人预后。由于不同病人功能障碍的情况及程度是各不相同的,康复护理的结局存在着一定的差异,通过评定可以对病人的康复护理效果进行预测,在明确康复护理目标能够提前给病人及其亲属以心理准备,使他们能够正确的面对障碍。同时,经过康复治疗后对就业能力及日常生活能力等综合评定,为病人进行自我锻炼、回归家庭和社会提供指导性的建议和方案。

三、康复护理评定的总体方法及注意事项

(一)康复护理评定的方法

1.定量法

定量法是对功能障碍的程度以数量化的方式来说明的评定方法,如步态分析中的步速、步幅,神经肌肉传导速度,关节活动度等的测量。该方法的优点是将功能障碍的程度量化,结果客观、准确,便于治疗前后进行比较;缺点是需要专用评定设备,有些设备价格昂贵,需要专人培训后才能操作,从而限制了其在临床工作中的推广应用,例如,步态分析系统。

2.定性法

通过交谈、观察、问卷调查获得资料,并经过归纳、分析判断患者是否存在功能障碍以及障碍的程度。这些都是初步检查非常重要的手段,如异常步态的目测分析。定性评定的优点是检查时不需要特殊的仪器设备、不受场地限制,对患者进行大致的判断所用的时间非常的短;缺点是评定时很容易受到评定者和被评定者主观因素的影响,评定结果有模糊性和不确定性。

3.半定量法

半定量法就是将定性法中所描述的障碍的程度按等级进行量化,并将等级赋予分值的方法。临床上常采用标准化的量表评定法,如徒手肌力评定采用 6 级分法、肌张力评定中的 Ashworth 痉挛分级法。半定量法由于评定标准统一,操作简便,是临床康复中最常见的评定方法。

（二）康复护理评定的注意事项

（1）选择合适的评定方法，既要全面，又要有针对性。

（2）评定前要向病人及其家属说明评定目的和方法，消除他们的顾虑，必要时给病人示范动作，以取得积极的配合。

（3）评定的动作要迅速，时间要尽量缩短，尽量不引起病人疲劳。

（4）评定尽量由一人自始至终完成，以保证评定的一致性和准确性。

（5）评定过程中如病人出现疼痛、疲劳等不适时，应变换体位、休息或改日再进行。

（6）评定时要将健侧与患侧进行对照。

（7）评定过程中要防止意外情况的发生，如病人出现明显不适时，应及时中止，并查找原因。

第二节　康复护理评定及其具体方法研究

一、残疾评定

据世界卫生组织和世界银行 2011 年 6 月在我国《世界残疾报告》和《社区康复指南》中发布，全世界约有 10 亿多残疾人，约占全球总人口的 15％。随着我国社会经济的发展，人口老龄化不断加快，使人口伤残期延长，残疾发生风险加大。我国于 2011 年 5 月 1 日实施的《残疾人残疾分类和分级》国家标准，规定了残疾人残疾分类和分级的术语和定义、残疾分类和分级及代码等，有利于优化残疾人工作的管理，便于相关行业和部门准确、高效地掌握残疾人工作的相关信息与现状，对残疾人及时、恰当地实施保障和开展服务。

（一）残疾与残疾评定

1.残疾

残疾是指因疾病、外伤、精神因素和发育缺陷等因素造成的明显的身心功能障碍，以致于不同程度地丧失正常生活、工作和学习能力的一种状态。

2.残疾评定

残疾评定是通过对残疾人功能状况进行全面、综合的分析，了解残疾的类别、严重程度、残存功能,为制定和调整全面的康复治疗方案、评估治疗效果、判断预后,以及回归社会的计划提供依据。

(二)残疾的现状及致残原因

据 WHO 的统计,当今世界上约有 7.5 亿残疾人。其中 80% 的残疾人生活在发展中国家,全世界每十个孩子中就有一个人有残疾。致残的常见原因如下:

(1)疾病致残的主要因素。如脑卒中后出现肢体偏瘫,心肺疾病导致体力活动能力下降等。根据疾病类型可分为如下几种:

1)传染病,如脊髓灰质炎、流行性乙型脑炎、脊椎结核等。

2)孕期疾病,如风疹、妊娠严重感染、宫内缺氧、早产等。

3)慢性病和老年病,如心脑血管疾病、慢性阻塞性肺疾病、癌症、骨关节病、老年痴呆等。

(2)营养不良。如小儿蛋白质—能量营养不良引起的身体、智力发育落后;维生素 D 缺乏性佝偻病导致的骨骼畸形;维生素 A 缺乏引起的角膜软化而致盲。

(3)遗传因素。可导致多种身体畸形、智力低下、精神疾病等,如 21 三体综合征可导致智力低下,体格发育迟缓。肝豆状核变性(Wilson 病)晚期可见患儿有行为异常和智力障碍;苯丙酮尿症也可导致智力发育落后,精神行为异常等。

(4)意外事故。如交通事故、工伤事故、自然灾害、运动损伤、产伤等,可致颅脑损伤、脊髓损伤、骨骼肌肉损伤等。

(5)理化因素。如噪音、放射线、热力、有毒有害气体引起的机体损伤致残或链霉素、庆大霉素等药物使用不当致残,酒精中毒致残。

(6)社会心理因素。如精神性疾病,是生物、心理、社会三种因素共同作用的结果。

(三)国际残疾评定

1. WHO 的《国际残疾分类》(ICIDH)标准

1980 年 WHO 制定的《国际残疾分类》(ICIDH)根据残疾的性质、程度和影响,将残疾分为残损、失能与残障三个独立的类别,现已被康复医学界普遍采用。它是从三个层次上反映肢体(或器官)、个体及社会的功能损害程度。

(1)残损(亦称病损)。

疾病或外伤引起的肢体(或器官)解剖结构、生理功能及心理功能的暂时或永久的丧失或异常,对患者正常的功能活动及生活和工作的速度、效率、质量可能有一定的影响,但实际操作仍可独立完成。属于生物学水平的残疾,如智力残损、听力残损、内脏残损、骨骼残损、肢体畸形等。评估主要采用器官、系统功能的评估,治疗途径主要是通过功能训练而达到改善功能的目的。

(2)失能(亦称残疾)。

由于残损较严重造成的患者不能以正常的行为、方式和范围进行日常独立生活活动及工作的状态,属于个体或整体水平的障碍。如行为残疾、生活自理残疾、运动残疾、环境适应残疾、技能活动残疾等。评估主要采用日常生活活动能力的评估,康复治疗途径除通过功能训练外,还需要强调功能代偿、替代训练及辅助器具的应用。

(3)残障(亦称残废)。

由于残损或残疾使患者不能参与学习、工作及社会生活,从而限制或妨碍了他发挥应有的社会作用,限制或妨碍了他享受社会权利、履行社会职责。属于社会水平的残疾。如定向识别(时、地、人)残障、身体自主残障(生活不能自理)、行动残障、就业残障等。评估主要针对社会活动能力和工作能力,康复途径主要通过环境改造,以提高残疾者社会适应性和独立生活的能力。

2.WHO 的《国际功能、残疾和健康分类》(ICIDH-2)标准

随着康复医学的不断发展以及对残疾概念认识的不断深入,WHO 于2001 年 5 月第 24 届世界卫生大会制定了新的分类,即《国际功能、残疾和健康分类》(ICF),也可称为 ICIDH-2。该分类用于残疾方面,可以用残损、活动受限、参与受限来表示;该分类用于自然、健康的功能状态,可以用身体功能、个体功能、社会功能来表示。新的分类标准从身体功能与结构、活动和参与三个层次上分析、研究了与健康状况有关的功能状态,与旧的分类标准类似,但新的分类标准增加了环境与个人两个方面的相关影响因素(图3-1)。

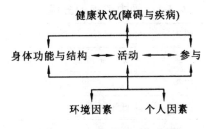

图 3-1　ICIDH-2 模式图

(1)身体功能与结构和残损。残损指身体结构与功能的异常或丧失,它代表了人体及其功能的生物学状态与标准的差异。它并不是显示个体有病或处于患病状态,而是健康状态的一种表现,如丧失一个肢体是一种残损,

但不是个体的一种疾病或紊乱。

（2）活动和活动受限。活动是指个体的功能状态与完成活动的个体活动行为。活动与个体的日常生活活动有关，体现了个体水平上的功能性质和范围，主要关注个体实际能完成的活动，包含能活动（包括活动的性质、持续时间、本质）和活动受限。

（3）参与和参与受限。参与是指个体参与社会及个体生活活动的社会和个体行为特征，是个体与内、外在因素相互作用的结果，体现在社会水平上，是健康状态的不同方面。参与包含能参与和参与受限。用参与或参与受限代替残障，可以更全面地说明与残损和活动有关的社会活动。

两种分类之间相互补充、相互交叉，均从人体系统出发。ICIDH 分类系统采用的是生物—医学模式，而 ICF 使用的是生物—心理—社会医学模式。ICF 提供了一种新的理论与应用模式，它不仅可以对疾病进行诊断，注意健康状态的结果，并且建立了一种国际性的术语系统。这将促进国际性的比较研究与制定国际性的政策。

（四）我国残疾评定

《中华人民共和国残疾人保障法》中规定：残疾人包括视力残疾、听力残疾、言语残疾、肢体残疾、智力残疾、精神残疾、多重残疾和其他残疾的人。2006 年第二次全国残疾人抽样调查所采用的评定标准就是视力残疾、听力残疾、言语残疾、肢体残疾、智力残疾、精神残疾六类，暂未包括内脏残疾。

1. 视力残疾

视力残疾是指由于各种原因导致的双眼视力低下并且不能矫正或视野缩小，以致影响其日常生活和社会参与，包括盲及低视力。视力残疾的分级标准见表 3-1。

表 3-1　视力残疾的分级标准

类别	级别	最佳矫正视力
盲	一级	无光感或低于 0.02，或视野半径小于 5°
	二级	低于 0.02，或视野半径小于 10°
低视力	三级	低于 0.05
	四级	低于 0.1

注：（1）盲或低视力均指双眼而言，若双眼视力不同，则以视力较好的一眼为准。若仅有单眼为盲或低视力，而另一眼的视力达到或优于 0.3，则不属于视力残疾范畴。

（2）最佳矫正视力是指以适当镜片矫正所能达到的最好视力。

（3）以注视点为中心，视野半径小于 10°者，不论其视力如何均属于盲。

2.听力残疾

听力残疾是指由于各种原因导致双耳不同程度的永久性听力障碍,听不到或听不清周围环境声音及言语声,以致影响其日常生活和社会参与。听力残疾的分级标准见表3-2。

表 3-2 听力残疾分级标准

级别	平均听力损失,听觉系统的结果、功能,活动和参与能力
一级	听觉系统的结构和功能方面极重度损伤,较好耳平均听力损失大于或等于91 dB HL,在无助听设备帮助下,不能依靠听觉进行言语交流,在理解和交流等活动上极度受限,在参与社会生活方面存在极严重障碍
二级	听觉系统的结构和功能重度损伤,较好耳平均听力损失在81～90 dB HL之间,在无助听设备帮助下,在理解和交流等活动上重度受限,在参与社会生活方面存在严重障碍
三级	听觉系统的结构和功能中重度损伤,较好耳平均听力损失在61～80 dB HL之间,在无助听设备帮助下,在理解和交流等活动上中度受限,在参与社会生活方面存在中度障碍
四级	听觉系统的结构和功能中度损伤,较好耳平均听力损失在41～60 dB HL之间,在无助听设备帮助下,在理解和交流等活动上轻度受限,在参与社会生活方面存在轻度障碍

注:(1)本标准适用于3岁以上儿童或成人听力丧失经治疗一年以上不愈者。

(2)dB即分贝。

(3)HL(hearing level)即听力级。

3.言语残疾

言语残疾是指由于各种原因导致的不同程度的言语障碍(经治疗一年以上不愈或病程超过两年者),不能或难以进行正常的言语交往活动(3岁以下不定残)。

言语残疾包括以下几种。

(1)失语。失语是指由于大脑言语区域以及相关部位损伤所导致的获得性言语功能丧失或受损。

(2)运动性构音障碍运动性构音障碍是指由于神经—肌肉病变导致构音器官的运动障碍,主要表现为不会说话、说话费力、发声和发音不清等。

(3)器官结构异常所致的构音障碍。器官结构异常所致的构音障碍是指构音器官形态结构异常所致的构音障碍。其代表为腭裂及舌或颌面部术后,主要表现为不能说话、鼻音过重、发音不清等。

(4)发声障碍(嗓音障碍)。发声障碍(嗓音障碍)是指由于呼吸及喉存在器质性病变导致的失声、发声困难、声音嘶哑等。

(5)儿童言语发育迟滞。儿童言语发育迟滞是指儿童在生长发育过程中其言语发育落后于实际年龄的状态,主要表现为不会说话、说话晚、发音不清等。

(6)听力障碍所致的语言障碍。听力障碍所致的语言障碍主要表现为不会说话或者发音不清。

(7)口吃。口吃是指言语的流畅性障碍。常表现为在说话的过程中拖长音、重复、语塞并伴有面部及其他行为变化等。言语残疾的分级标准见表3-3。

表3-3　语言残疾的分级标准

级别	语音清晰度、言语表达能力及参与能力
一级	无任何言语功能或语音清晰度不大于10%,言语表达能力等级测试未达到一级测试水平,不能进行任何言语交流
二级	具有一定的发声及言语能力,语音清晰度在11%～25%之间,言语表达能力等级测试未达到二级测试水平
三级	可以进行部分言语交流,语音清晰度在26%～45%之间,言语表达能力等级测试未达到三级测试水平
四级	能进行简单会话,但用较长句或长篇表达困难,语音清晰度在46%～65%之间,言语表达能力等级测试未达到四级测试水平

4.肢体残疾

人体运动系统的结构、功能损伤造成的四肢残缺或四肢躯干麻痹(瘫痪)、畸形等导致人体运动功能不同程度丧失以及活动受限或参与的限制。肢体残疾主要包括:①上肢或下肢因伤、病或发育异常所致的缺失、畸形或功能障碍;②脊柱因伤、病或发育异常所致的畸形或功能障碍;③中枢、周围神经因伤、病或发育异常造成躯干或四肢的功能障碍。以残疾者在无辅助器具帮助下,对日常生活活动的能力进行评价计分。日常生活活动分为八项,即:端坐、站立、行走、穿衣、洗漱、进餐、入厕、写字。能实现一项算1分,实现困难算0.5分,不能实现的算0分,据此划分三个等级(表3-4)。

表3-4 肢体残疾的分级标准

级别	程度	计分
一级肢体残疾	完全不能完成日常生活活动	0~2
二级肢体残疾	基本不能完成日常生活活动	3~4
三级肢体残疾	能够部分完成日常生活活动	5~6
四级肢体残疾	基本上能够完成日常生活活动	7~8

注：下列情况不属于肢体残疾范围。①保留拇指和示指（或中指），而失去另三指者；②保留足跟而失去足前半部者；③双下肢不等长，相差小于5cm；④小于70°驼背或小于45°的脊柱侧凸。

5.智力残疾

智力残疾是指智力明显低于一般人的水平，并显示出适应行为的障碍。智力残疾包括：在智力发育期间（18岁之前），由于各种有害因素导致的精神发育不全或智力迟缓；智力发育成熟之后，由于各种有害因素导致的智力损害或老年期的智力明显衰退。智力残疾的分级见表3-5。

表3-5 智力残疾分级

分级	IQ(智商)范围	适应行为水平
一级	<20	极度缺陷
二级	20~34	重度缺陷
三级	35~49	中度缺陷
四级	50~69	轻度缺陷

注：① * wechsler 儿童智力量表；②智商(IQ)是通过某种智力量表测得的某人在其年龄段的智力发展水平，不同的智力测验，有不同的 IQ 值，诊断的主要依据是社会适应行为。

6.精神残疾的定义

患者患精神病的病情持续一年以上未愈，从而影响其社交能力和在家庭、社会应尽职能上出现不同程度的紊乱和障碍。精神残疾可由以下精神疾病引起：精神分裂症、情感性精神障碍、反应性精神障碍、脑器质性与躯体疾病所致的精神障碍、精神活性物质所致的精神障碍、儿童少年期精神障碍等。精神残疾的分级见表3-6。

表 3-6　精神残疾分级

社会功能评定项目	正常或有轻度异常	确有功能缺陷	严重功能缺陷
个人生活自理能力	0分	1分	2分
家庭生活职能表现	0分	1分	2分
对家人的关心和责任心	0分	1分	2分
职业劳动能力	0分	1分	2分
社会活动能力	0分	1分	2分

注:无精神残疾者,五项总分为0分或1分

另外,综合性残疾是指患者合并有上述两种或两种以上的残疾状态。

二、关节活动度评定

(一)关节活动度评定概述

1.关节活动度定义

关节活动度又称关节活动范围(range of motion,ROM),是指关节运动时所通过的最大弧度或转动的最大角度,通常用度数表示。关节活动度有主动与被动之分,主动的关节活动度(active range of motion,AROM)是指作用于关节的肌肉随意收缩使关节运动时所通过的运动弧;被动的关节活动度(passive range of motion,PROM)是指由外力使关节运动时所通过的运动弧。通常 PROM 略大于 AROM。

2.影响关节活动度的因素

关节活动度的大小受到很多因素的影响,主要有以下几个方面:

(1)关节面弧度差。构成关节的两个关节面的弧度差越大,关节的活动度就越大。例如在结构和功能上很相似的肩关节与髋关节,因构成肩关节的两关节面的弧度差比髋关节的弧度差大,所以肩关节的活动度比髋关节要大。

(2)关节周围软组织状态。关节的关节囊薄而松弛,关节活动度就大;关节囊厚而紧张,关节活动度就小。如膝关节前后壁关节囊较薄而松弛,使膝关节屈伸的活动度大。关节周围韧带少而弱,则关节活动度大,反之则关节活动度小。如肩关节周围的韧带比髋关节少而弱,所以肩关节的活动度比髋关节大。如关节周围脂肪组织多,也会影响关节的活动度。

(3)关节周围肌肉的生理状态。关节周围肌肉的弹性和伸展性影响关节的活动度。肌肉的弹性和伸展性越好,肌力越大,主动关节活动度就越大,反之关节活动度就越小。但肌肉萎缩、无力或机体在昏迷、麻醉、疲劳状态下,主动关节活动度变小,被动关节活动度变大。

(4)性别、年龄及训练水平。通常女性比男性的关节活动度要大;儿童比成年人及老年人的关节活动度大;经过训练的运动员或舞蹈演员比普通人的关节活动度大。

3.引起关节活动度异常的常见原因

(1)关节本身的原因。关节骨性解剖结构异常(如关节内骨折或软骨损伤)、关节内积血或积液、关节内游离体、关节腔粘连、先天性关节畸形引起的关节疼痛等可导致关节活动度下降。

(2)关节外的原因。关节周围软组织损伤、挛缩、粘连或疼痛、肌肉痉挛、肌肉萎缩、瘫痪、关节周围水肿等也可导致关节活动度下降。

4.关节活动度评定的目的

(1)判定患者关节活动有无障碍及障碍的程度。

(2)发现关节活动障碍的原因。

(3)为制订康复治疗目标、计划和方案及选择适当的康复护理技术提供依据。

(4)有助于科学评价康复治疗和护理的效果,并通过疗效观察为患者提供训练动力。

(5)为科学研究提供客观资料。

(二)康复护理的测量工具

关节活动度评定的工具常用的有通用量角器、方盘量角器、电子测角计和带刻度的尺子等。

1.通用量角器

通用量角器(图3-2)由金属或塑料制成,规格不等,基本结构为一个带有半圆形或圆形角度计的固定臂及一个移动臂组成,两臂的交点用铆钉固定,称为轴心。固定臂与移动臂以轴心为轴,可自由转动,按照各关节测量时的具体要求,即可测出关节活动的范围。通用量角器使用简单、携带方便,在临床上应用最为广泛。

2.方盘量角器

方盘量角器(图3-3)为每边长12cm的正方形,上有圆形带刻度和指针的木盘,加一把手构成。在木盘刻度面处于垂直位时,方盘中心的指针由于重心在下面自动指向正上方。使用时使待测关节的一端肢体处于水平位或

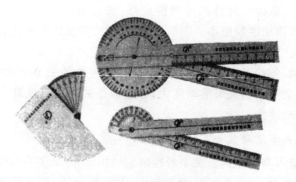

图 3-2　通用量角器

垂直位,另一端肢体在垂直于地面的平面上做待测方向的运动至最大幅度,以方盘量角器的一条边紧贴运动端肢体,同时使"O"点对着规定方向,即可在刻度盘上读出关节所处的角度。该方法结果较精确,它不必确定骨性标志,操作方便迅速,重复性好,但是,它对小关节测量(如手部关节的测量)会有一定困难。

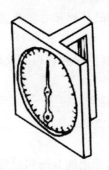

图 3-3　方向量角器

3.电子测角计

电子测角计(图 3-4)由导线、显示器和传感器组成。传感器固定于被测的关节,其原理是根据运动角度的变化,其传感器的电阻发生变化而在显示器上显示运动角度,测量迅速、准确,操作简单。

4.带刻度的尺子

带刻度的尺子可用于测距离,适用于没有运动轴心或不能用测量角度的办法测量关节。如拇指对掌的运动是拇指从基本位做外展、回旋、屈曲三种运动的复合运动,是拇指尖端靠近小指尖的运动,可用带刻度的尺子测出拇指指尖到小指掌指关节的距离表示。

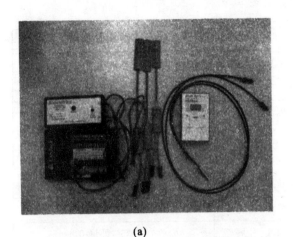
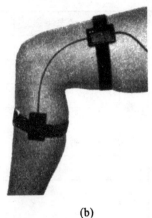

(a)　　　　　　　　　　　　　　　(b)

图 3-4　电子测角器

(三)关节活动度评定的方法

关节活动度常用量角器测量,全身所有关节按解剖学姿势放置为 0°,前臂的运动手掌面在矢状面上状态为 0°。将量角器的中心点准确对到关节活动轴中心,固定臂与构成关节的近端骨长轴平行,移动臂与构成关节的远端骨长轴平行,测定关节的远端向着或离开近端运动,远端骨所达到的位置与开始位置之间的夹角。关节活动度测量的就是远端骨和近端骨的夹角,主要关节活动度正常值见表 3-7。

表 3-7　主要关节活动正常值

部位	关节	惩罚	正常值
颈胸腰椎	寰枕关节 寰枢关节 钩椎关节 上、下关节突关节	前屈、后伸	0°～45°
		左屈、右屈	0°～45°
		左旋、右旋	0°～60°
		前屈、后伸	前屈 0°～80°,后伸 0°～30°
		左屈、右屈	0°～40°
		左旋、右旋	0°～45°

部位	关节	惩罚	正常值
上肢	肩关节	前屈、后伸	前屈 0°～180°，后伸 0°～50°
		外展	0°～180°
		内旋、外旋	0°～90°
	肘关节	屈、伸	0°～150°
	前臂	旋前、旋后	0°～90°
	腕	掌屈、背伸	掌屈 0°～80°，背伸 0°～70°
下肢	髋关节	前屈、后伸	前屈 0°～125°，后伸 0°～15°
		内收、外展	内收 0°～35°，外展 0°～45°
		内旋、外旋	0°～45°
	膝关节	屈伸	0°～135°
	踝关节	背屈、跖屈	背屈 0°～20°，跖屈 0°～45°

(四)关节活动度评定的步骤

在测量各个关节的活动度之前,治疗师应清楚各个关节活动度的正常活动范围。具体评定步骤如下:

(1)首先做好解释工作,向患者说明关节活动度评定的目的、方法和要求,以利于患者配合。

(2)暴露待测关节,女性患者应准备单房间和更衣室,如为异性检查,必须有第三者在场。

(3)确定测试体位及测量关节的骨性标志,并使关节处于起始位(以解剖学立位时的肢体位置作为零起始位;前臂的运动以手掌面为矢状位时为 0°)。

(4)被动活动测量关节,以了解可能的活动范围和有无抵抗感。

(5)治疗师示范待测关节如何活动,并在被测关节外侧放置量角器,其轴心对准关节轴,通常固定臂与构成关节的近端骨长轴平行,移动臂与构成关节的远端骨长轴平行,记录起始位置的度数。

(6)治疗师固定患者被测关节的近端,要求该关节远端肢体进行规范动作运动(屈、伸、旋转等),并使量角器移动臂随着关节远端肢体的移动而移动到最大幅度后,记录终末位置的度数。

(7)进行被动的关节活动度测量时,由治疗师施加适当的外力使待测关节被动运动,体会运动终末感的性质,并记录其运动范围。

（五）关节活动度评定的原则与注意事项

（1）让患者采取正确的体位，并协助患者保持体位的固定，防止因代偿动作对测量结果产生影响。

（2）测试前，可使患肢稍做准备活动，但应避免在按摩、运动及其他康复治疗后立即进行检查。

（3）同一患者每次测量应由同一治疗师进行，并采用相同方法、相同体位。

（4）测试时应严格地按规范进行测试操作，以减少误差，如量角器要正确摆放，其轴心要对准规定的标志点，并避免移动。

（5）关节活动范围有个体差异，各关节 ROM 的正常值仅供参考，评定时宜做健侧、患侧对比。

（6）通常应将关节的主动及被动活动度同时测出，因主动活动度受关节外因素影响较多，衡量关节本身的活动功能，应以被动关节活动度为准。被动运动关节时要注意手法柔和、速度均匀，对伴有疼痛和痉挛的患者不能做快速运动。当主动和被动活动度不一致时，往往提示肌肉肌腱存在瘫痪等问题，应分别记录主动和被动活动范围。

（7）测量的同时注意观察和记录关节和肌肉存在的问题及有无外伤等情况。有疼痛者要注意记录疼痛的部位和范围。

（8）以下情况应禁止或慎用测量：关节脱位或关节损伤未愈、关节邻近骨折未允许受力、关节周围的软组织术后早期等情况。

在测试时必须注意以上几点才能使测试结果更加准确、可靠。

三、肌力评定

（一）概述

肌力测定是临床上运动系统康复评定的基本内容之一，是用来判断肌肉、骨骼系统及神经系统等病损对肌肉功能影响的一种重要检查方法。

1.定义

肌力（muscle power）是指肌肉最大随意收缩时产生的力量。不受意识支配的、不是随意性的肌肉收缩，不能称之肌力，如肌肉痉挛时产生的肌肉强直性收缩，电刺激产生的肌肉收缩等。

肌力测定。测定受试者在主动运动时肌肉或肌群产生的力量，以评定肌肉的功能状态。

2.测定目的

检查肌肉本身的发育和营养状况,注意肌肉有无萎缩、痉挛或挛缩;判断有无肌力低下及肌力低下的程度与范围;为制定治疗计划提供依据;检验治疗和训练的效果。

(二)肌力评定的方法

1.徒手肌力评定

徒手肌力评定(manual muscle testing,MMT)是在特定体位下要求病人按照一定的标准完成动作,评定者通过触摸肌腹、观察肌肉克服自身重力或对抗阻力完成动作的能力,从而对病人的肌力进行评定。

Robert Lovett创立了徒手肌力评定方法,该方法将肌力分为0~5级,用于评定肌肉力量是否正常及其低下程度,具体分级标准见表3-8。

表3-8　Lovett 肌力分级标准

级别	名称	标准	相当于正常肌力的%
0	零(zero,Z)	无肌肉收缩	0
1	微弱(trace,T)	有轻微收缩,但不引起关节活动	10
2	差(poor,P)	在减重状态下作关节全范围活动	25
3	尚可(fair,F)	能抗重力作关节全范围运动,但不能抗阻力	50
4	良好(good,G)	能抗重力以及一定阻力作关节全范围运动	75
5	正常(normgl,N)	能抗重力以及充分阻力作关节全范围运动	100

由于 Lovett 肌力分级标准在临床有时不能准确表达肌力的情况,因此1983 年美国医学研究委员会(Medical Research Council,MRC)在 Lovett 分级标准的基础上根据运动幅度和施加阻力的程度等进一步分级,制定了 MRC 肌力分级标准(表3-9)。

表3-9　MRC 肌力分级标准

级别	标准
5	能抗最大阻力,完成全关节活动范围的运动
5$^-$	能对抗与 5 级相同的阻力,但活动范围在 50%~100%之间
4$^+$	在活动的初、中期能对抗的阻力与 4 级相同,但在末期能对抗 5 级阻力
4	能对抗阻力,且能完成全范围活动,但阻力达不到 5 级水平

续表

级别	标准
4⁻	对抗的阻力与 4 级相同,但活动范围在 50%～100%之间
3⁺	情况与 3 级相仿,但在运动末期能对抗一定的阻力
3	能对抗重力,且能完成全范围活动,但不能对抗任何阻力
3⁻	能对抗重力,但活动范围在 50%～100%之间
2⁺	能对抗重力,但活动范围在 50%以下
2	消除重力的影响,能完成全关节活动范围的运动
2⁻	消除重力的影响,关节能活动,但活动范围在 50%～100%之间
1	触诊发现有肌肉收缩,但不引起任何关节活动
0	无任何肌肉收缩

徒手肌力评定方法方便简单,不需特殊的检查器具,不受检查场所的限制;评定时以自身各肢体的重量作为肌力评价基准,能够表示出个人体格相对应的力量,比用测力计等方法测得的肌力绝对值更具有实用价值。但是,徒手肌力评定方法也有其局限性,该方法只能表明肌力的大小,不能表明肌肉收缩耐力和协调性,而且定量分级标准较粗略,难以排除测试者主观评价的误差,一般不适用于由上运动神经元损伤引起痉挛的病人。

2.器械肌力测试

在肌力超过 3 级时,为了进一步作较准确的定量评定,可用专门的器械进行肌力测试。根据肌肉收缩的方式不同,可分别进行等长肌力检查、等张肌力检查和等速肌力检查。

(1)等长肌力检查。

即在标准姿位下,使用特制测力器测定肌肉等长收缩时产生的最大张力。常用的器械及检查方法如下:

1)握力测试。用握力器测试,以握力指数评定(图 3-5)。测试时将把手调至适当宽度,测试姿势为上肢在体侧下垂,使用握力器用力握 2～3 次,取其最大值。

握力指数＝握力(kg)/体重(kg)×100

握力指数正常值:一般为体重的 50%。

2)捏力测试。用捏力器测试拇指与其他手指相对捏,该测试反映拇指对掌肌肌力及屈指肌力,正常值约为握力的 30%(见图 3-6)。

3)背肌力测定。用拉力器测试,以拉力指数评定(图 3-7)。测试时两膝伸直,将把手调至膝关节高度,两手抓住把手,然后伸腰用力上拉。进行背力测试时,腰椎应力大幅度增加,易引起腰痛发作,故不适用于有腰部病变的患者及老年人。

$$拉力指数＝拉力(kg)/体重(kg)×100$$

拉力指数正常值:男性为 150～200,女性为 100～150。

4)四肢各组肌力测定。在拟测定肌肉的标准姿势下,借助于牵引绳和滑轮装置牵拉固定的测力器,通过与方向相反的重量来评定四肢各组肌群的肌力。

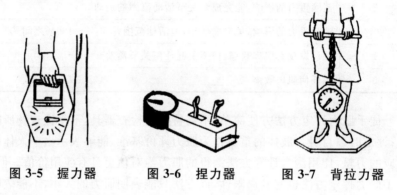

图 3-5　握力器　　　图 3-6　捏力器　　　图 3-7　背拉力器

(2)等张肌力检查。

测定肌肉进行等张收缩使关节做全幅度运动时所能克服的最大阻力。测定时,对每次所用负荷的增加量应有所估计,避免多次反复测试引起肌肉疲劳而影响测试结果。运动负荷可用沙袋、哑铃等,此法临床应用较少。

(3)等速肌力测定。

等速运动是指关节运动时运动是恒定的,其角速度不变而阻力可变。肌肉等速收缩所产生的肌力,就是等速肌力。等速肌力检查是借助于特定的等速测试仪,对肌肉运动功能进行动态评定,并通过计算机分析,记录其各种反映肌肉功能的力学参数。等速测试仪所测定的是关节活动范围内每一瞬间肌肉的最大抗阻能力。等速运动可预先在等速仪上设定,临床上用于肌力测试一般分为慢速(≤60°/s)、中速(60°/s～120°/s)和快速(≥120°/s)。速度过慢,关节局部受压较大,易引起疼痛及损伤;速度过快,则测试结果的可重复性下降。但测试仪器价格较高,目前未广泛应用于临床。

(三)注意事项

(1)选择适当的测试时机,疲劳时、运动后或饱餐后不宜进行。

(2)评定前向病人做好说明,争取病人的理解和配合,必要时给予示范。

（3）评定时要求指导病人采取标准的姿势和体位，并给予必要的固定以防止某些肌肉对受试的无力肌肉产生替代动作。

（4）评定时应左右比较，如单侧肢体病变，应先检查健侧，后检查患侧，尤其在 4 级和 5 级肌力难以鉴别时，更应与健侧进行对比。

（5）评定时阻力应施加于肌肉附着的远端部位，方向应与肌肉牵拉方向相反，阻力施加的大小应持续而平稳，肌力达 4 级以上时，须连续施加阻力并保持与运动方向相反。

（6）评定过程中需密切观察病人有无不适反应，一旦发生不适反应，应立即中止检查。

（7）高血压、心脏病等症状明显者应慎用等长肌力评定，疼痛、骨折、关节活动严重受限、创伤未愈合等影响检查结果者不宜使用肌力评定。

（8）中枢神经系统病损所致痉挛性瘫痪病人不宜作徒手肌力检查。

四、肌张力的评定

（一）概述

正常的肌张力是人体维持各种姿势以及运动的基础。肌肉组织本身由于其弹性特征，具有一定的韧性，肌肉与神经节段存在反射联系，因此，神经肌肉反射弧上的病变都可能导致肌张力的变化。

1. 肌张力的定义

肌张力（muscle tone）是指肌肉在静息状态下的所保持的紧张度。根据身体所处的不同状态，表现为多种形式，包括静止性肌张力、姿势性肌张力和运动性肌张力。静止性肌张力是指人在安静休息状态时，身体各部分肌肉所具有的张力；姿势性肌张力是指人体维持某种姿势和身体平衡时肌肉保持的张力；运动性肌张力是指人体在运动过程中肌肉所保持的张力，是保证肌肉运动连续、平滑（无颤抖、抽搐及痉挛）的重要因素。

2. 评定的目的

肌张力的评定是作为临床上康复处理的前提，常以触摸肌肉的硬度及伸屈肢体时感知的阻力作为效果判断依据。

3. 肌张力的分类及特征

（1）正常肌张力。

被动活动肢体时，没有阻力突然增高或降低的感觉。特征如下：

1)具有完全抵抗肢体重力和外来阻力的运动能力。

2)将肢体被动地放置在空间某一位置上,有保持肢位不变的能力。

3)能够维持主动肌和拮抗肌间的平衡。

4)具有随意使肢体由固定到运动和在运动过程中变为固定姿势的能力。

5)需要时可以完成某肌群的协同动作,或某块肌肉的独立运动的能力。

6)被动运动时有一定的弹性和轻度抵抗。

7)近端关节可以进行有效的同时收缩。

(2)肌肉低张力。

肌肉张力低于正常休息状态下的张力。屈伸肢体时阻力降低,关节运动范围扩大。特征如下:

1)肌张力低下,主动肌和拮抗肌同时收缩减弱或消失。

2)抗肢体重力能力减弱或消失。

3)肌力降低或消失。

(3)肌肉张力(肌痉挛)。

肌肉张力高于正常休息状态下的张力,屈伸肢体时阻力增加。

肌肉张力可以分为两种:痉挛(spasm):在被动屈伸其肢体时,起始阻力大,终末突然阻力减弱,又称折刀现象,为锥体束损害现象;强直(rigidity):屈伸肢体时始终阻力增加,又称铅管样强直,为锥体外损害现象。特征如下:

1)被动运动时诱发伸张反射。

2)对被动运动产生抵抗。

3)主动肌和拮抗肌的肌张力平衡失调。

4)可动范围减少,主动运动减弱或消失。

(二)评定方法

肌张力的评定方法有手法检查、摆动和屈曲维持试验、电生理技术等。手法检查是检查者通过对患者进行关节的被动运动时所感受到的阻力进行分级评估的方法。操作简单方便,适合于各级医院使用。

1.手法评定

(1)临床分级。

肌张力临床分级是一种定量评定方法,将其分为0~4级(表3-10)。

表 3-10　肌张力临床分级

等级	肌张力	标准
0	软瘫	被动活动肢体无反应
1	低张力	被动活动肢体反应减弱
2	正常	被动活动肢体反应正常
3	轻度、中度增高	被动活动肢体有阻力反应
4	重度增高	被动活动肢体有持续性阻力反应

(2)痉挛的评定。

休息状态下肌张力明显高于正常肌张力,屈伸肢体时感觉阻力增加,有沉重感。手法检查时,一般是检查患者关节的被动关节活动范围,应从被检查者肌肉处于最短的位置开始。目前临床上大多应用改良的 Ashworth 痉挛分级法(表 3-11)。

表 3-11　改良 Ashworth 痉挛分级法

分级	标准
0 级	无肌张力的增加
Ⅰ 级	肌张力轻度增加:被动屈伸受累肢体时,在 ROM 之末出现最小的阻力或出现突然卡住的释放
Ⅰ$^+$ 级	肌张力轻度增加:被动屈伸受累部分时,在 ROM 后 50% 范围内突然出现卡住,然后始终有小的阻力
Ⅱ	肌张力较明显增加:通过 ROM 的大部分时,阻力均较明显增加,但受累部分仍可较容易地移动
Ⅲ	肌张力严重增高:进行被动运动有困难
Ⅳ	僵直:被动屈伸受累部分时呈现僵直状态而不能动

2.痉挛仪器评定法

常用方法有摆动试验测试、电生理测试、等速肌力测试及多通道肌电图测试等,根据需要选用。

(三)注意事项

(1)肌张力的检查必须在温暖的环境和舒适的体位中进行,嘱咐被测试者尽量放松。

（2）检查者活动受试者肢体时，应以不同速度和幅度来回活动，并比较两侧。

（3）选择标准体位，注意排除肌腱挛缩、关节僵硬或其他导致肌张力增大的原因。

五、平衡功能评定

当人体进行随意的运动和完成日常的生活活动时，需要有良好的姿势和体位控制能力，为了使活动能够平稳进行，则必须具备良好的平衡与协调能力。两种能力相互协同，共同发挥作用，因此，平衡与协调功能的评定及训练是康复中不可缺少的重要部分。

（一）概述

1.定义

平衡（balance）是指身体所处在的一种姿势状态或稳定状态，并在运动或受到外力作用时，能自动调整并维持姿势的能力。姿势（posture）是指躯体的一种非强制性、无意识状态下的自然状态。从人体力学方面来说，姿势是指身体各个器官，尤其是骨骼、肌肉以及神经系统互相关联所构成的一种姿态。

2.评定的目的

（1）判断是否存在平衡障碍，寻找发生原因。

（2）确定平衡障碍的程度，预测有无跌倒的危险性，是否需要治疗。

（3）治疗效果的评价。

3.平衡的分类

人体平衡可以分为以下三种状态。

（1）静态平衡也称一级平衡，是指人体在无外力作用下，能自主维持某种静止姿势的能力。例如稳定的静态坐或站等姿势。

（2）自动动态平衡也称二级平衡，指人体在无外力作用下，能进行各种自主姿势间转换的能力。例如由坐到站等各种姿势间的转换运动时，能重新获得稳定状态的能力。

（3）他动动态平衡也称三级平衡，是指人体在外力作用下，身体重心发生变化时，能自主迅速调整重心，恢复到稳定状态的能力。例如推、拉躯干等产生的反应，在行驶汽车或火车中行走是平衡的调整等。

（二）平衡功能评定的方法

平衡功能的评定包括主观评定和客观评定两个方面。主观评定以观察和量表为主,客观评定主要采用平衡测试仪评定。

1.观察评定

观察被评定对象在静止及运动状态下保持平衡的能力。静态平衡的评定可以在站立位或坐位进行。如睁眼保持坐位,闭眼保持坐位;睁眼保持立位,闭眼保持立位;双足并行站立,足跟碰足尖站立;单脚交替支撑站立。也可嘱病人单腿站立,另腿悬于一侧,双手叉腰,让病人保持10秒,然后另侧下肢再重复相同动作;或要求病人单腿站立,将另腿放置于站立腿的内侧膝关节部位,双手交叉放在腰部,指示病人闭眼,然后将负重腿的足跟抬起离开地面并尽可能长时间保持此体位不动,准确记录病人保持的时间。静态平衡主要通过维持稳定的时间以及身体重心自发摆动或偏移的程度对结果进行分析。

动态平衡评定可通过观察坐、站立时移动身体,以及在不同条件下行走来评定,如足跟碰足趾走直线、足跟行走、足尖行走、走直线、走标记物、侧方走、倒退走、走圆圈等;病人保持坐位、立位时,评定时推动其头颈、上肢、躯干,观察在移动的情况下保持平衡的能力;或者要求病人向侧方固定地点跳跃,然后弯腰移动地上物体,让病人保持此体位最少5秒钟,测试病人的跳跃能力和落地的准确性及躯干的平衡能力。

2.量表评定

量表评定法属于主观进行的评分方法,不需要专门的设备,临床应用方便。目前比较常用的有1989年Berg制定的平衡量表和1986年Mathias等提出的"起立—走"计时测试法。下面介绍Berg平衡量表法在临床使用时的记录表(表3-12)。

表3-12　Berg平衡评定记录量表

姓名		性别		年龄		病案号	
科室		病房/床				临床诊断	
序号	检查内容	得分0~4分					
1	从坐位站起	日　月		日　月		日　月	
2	无支持站起						
3	无支持坐起						
4	从站立位坐下						
5	转移						
6	闭目站立						

续表

7	双脚并拢站立						
8	上肢向前伸展并向前移动						
9	从地面拾起物品						
10	转身向后看						
11	转身 360°						
12	将一只脚放在凳子上						
13	两只脚一前一后站立						
14	单腿站立						
总计							

Berg 平衡量表包括 14 个动作项目,最低分为 0 分,最高分为 56 分,根据患者完成情况,可将每个评定项目分为 0、1、2、3、4 五个等级予以记分。Berg 平衡量表评定结果为 0～20 分,提示平衡能力差,患者需要矫形器或乘坐轮椅;21～40 分,提示有一定的平衡能力,患者可在辅助下步行;41～56 分,说明平衡功能较好,患者可以独立步行;评定结果小于 40 分,提示有跌倒的危险。

3.仪器测试

近年来平衡功能的仪器测试得到了很大发展,主要分为静态平衡功能测试和动态平衡功能测试。

(1)静态平衡功能测试可在站位或坐位进行。采用带有压力板的平衡功能测试仪,在外界视动光的刺激下,测定人体重心平衡状态,通过压力传感器、计算机和姿势图连续测定和记录身体重心摆动轨迹,并进行定量分析。

(2)动态平衡功能测试被测试者以躯体运动反应跟踪计算机荧光屏上的视觉目标,保持重心平衡,了解机体感觉和运动器官对外界环境变化的反应以及大脑感知觉的综合能力。

(三)注意事项

(1)测试时保持室内安静。
(2)测试者耐心向受试者解释测试过程,以获取良好的配合。
(3)严重的心血管疾病不宜进行站立平衡评测。

六、心肺功能的评估

心肺功能是人体吐故纳新、新陈代谢的基础,也是人体运动耐力的基础。心血管和呼吸系统虽然分属于两个生理系统,但功能上却密切相关,功能障碍的临床表现互为影响,康复治疗上互相关联,故在功能评估时常称其为心电运动试验。

(一)心电运动试验

心电运动试验是指以心电图为主要检测手段,通过逐步增加运动负荷,并观察患者试验前、中、后心电记录和症状,以及体征的反应来判断心肺功能状况的一种试验方式。

1.应用范畴

(1)辅助临床诊断。

1)辅助诊断冠心病试验中发生心肌缺血的运动负荷越低、ST段下移程度越大,患冠心病的危险性就越高、诊断冠心病的可靠程度越大。

2)诊断心律失常运动中出现诱发或加剧的心律失常,多提示器质性心脏病的存在,康复治疗时应注意暂时停止运动或调整运动量,而心律失常在运动中减轻甚至消失多属于"良性",平时不一定要限制或停止运动。

3)鉴别呼吸困难或胸闷性质器质性疾病常在运动试验中诱发呼吸困难,并与相应的心血管异常一致。

(2)评估功能状态。

1)判定冠状动脉病变严重程度 预后运动中发生心肌缺血的运动负荷越低、心肌耗氧水平越低、ST段下移的程度越大,冠状动脉病变就越严重,预后也越差。运动试验阳性的无症状患者发生冠心病的危险性增大。

2)判定心功能、体力活动能力和残疾程度 运动能力过低可作为残疾评判依据。

3)评估康复治疗效果 运动试验时的心率、血压、运动时间、运动量、吸氧量、心肌耗氧量、心肌缺血时的心电图表现和症状均可以作为康复治疗效果定量评判的依据。

(3)指导康复治疗。

1)确定患者运动的安全性,运动试验中诱发的各种异常均提示患者运动危险性增大,例如低水平运动(低运动负荷或低心肌耗氧量)时出现心肌缺血、运动诱发严重心律失常、运动诱发循环不良症状或心力衰竭症状、运动能力过低等。

2)为制订运动处方提供定量依据,运动试验可以确定患者心肌缺血阈或最大运动能力、运动安全系数或靶运动强度,有助于提高运动训练效果和安全性。

3)使患者感受实际活动能力,去除患者顾虑,增强其参加日常活动的信心。

2.适应证和禁忌证

(1)适应证。

凡是有上述应用需求,同时病情稳定,无明显步态和骨关节异常,主观上愿意接受检查,并能主动配合者均为适应证。如果有下肢关节或肌肉异常,可以采用上肢运动来进行试验。

(2)禁忌证。

一般把禁忌证分为绝对禁忌证和相对禁忌证。

1)绝对禁忌证,未控制的心力衰竭或急性心力衰竭,严重的左心功能障碍、血流动力学不稳的严重心律失常、不稳定型心绞痛,确诊或怀疑主动脉瘤,严重主动脉瓣狭窄,血栓性脉管炎或心脏血栓,精神疾病发作期间或严重神经症等。

2)相对禁忌证,严重高血压[$\geqslant 26.6/16$ kPa(200/120 mmHg)],肺动脉高压,明显心动过速或过缓,中至重度主动脉瓣狭窄或严重阻塞型心肌病,心脏明显扩大,高度房室传导阻滞及高度窦房阻滞,严重冠状动脉左主干狭窄或类似病变,严重肝肾疾病,严重贫血及未能控制的糖尿病、甲亢、骨关节病等。

3.检查方法

(1)运动方式。

1)活动平板,是指装有电动传送带的运动装置,患者在其上进行步行或跑步,速度和坡度可调节。优点为接近日常活动生理,可以逐步增加负荷量。各种坡度、速度时的心血管反应可以直接用于指导患者的步行锻炼。

2)踏车运动,采用固定式功率自行车,可以采用电磁刹车或机械刹车的方式以调整运动负荷。运动中心电图记录较好,血压测量比较容易,受检者心理负担较轻,还可以选择卧位进行。但一些老年人或不会骑车者比较难以适应。

3)手摇车运动,试验原理与踏车运动相似,只是将下肢踏车改为上肢摇车。

4)等长收缩运动,常用的方法有握力运动和自由重量运动。诊断敏感性和特异性不够理想,但可用于运动生理或功能评估研究。

(2)试验分类

根据试验终点可以分为以下三类。

1)极量运动试验,是指运动到客观主观最大运动强度的试验。一般用于正常人和运动员最大运动能力的研究。

2)症状限制运动试验,是主观和客观指标结合的最大运动试验,以运动诱发呼吸或循环不良的症状和体征、心电图异常及心血管运动反应异常作为运动终点,用于诊断冠心病、评估心功能和体力活动能力、制订运动处方等。

3)低水平运动试验,是以预定的较低水平运动负荷、心率、血压和症状为终止指标的试验方法,适用于急性心肌梗死后或病情较重者出院前评估,通常以患者可耐受的速度连续步行 200 m 作为试验方法。

(3)常用试验方案。

1)活动平板运动方案,其中 Bruce 方案应用最广泛,通过同时增加速度和坡度来增加运动强度。Naughton 方案运动起始负荷低,每级负荷增量均为静息时代谢量的 1 倍。Balke 方案依靠增加坡度来增加运动负荷,速度固定。STEEP 方案通过增加速度或坡度来实现,不同时增加速度和坡度。

2)功率自行车运动方案,用脚踏车试验运动负荷,男性自 300 kg·m/min 起始,每 3 分钟增加 300 kg·m/min;女性自 200 kg·m/min 起始,每 3 分钟增加 200 kg·m/min。

3)手摇车试验,用于下肢功能障碍者。运动起始负荷为 150～200 kg·m/min,每级负荷增量 100～150 kg·m/min,时间 3～6min。

4)等长收缩试验,一般采用握力试验。常用最大收缩力的 30%～50% 作为运动强度,持续收缩 2～3min。还可采用定滑轮车重量法,即通过一个滑轮将重力(重锤)引向受试者的手或腿,受试者进行抗阻屈肘或伸膝,并始终保持关节角度不变。受试的重力可以从 2.5 kg 开始,每级持续 2～3 分钟,负荷增加 2.5 kg,直至受试者不能继续保持关节角度为止。

5)简易运动试验,定时运动法用于体能无法进行活动平板或踏车的患者,患者尽力行走 6 分钟,计算所走的距离。行走的距离越长,说明体力活动能力越好。12 分钟走和 12 分钟跑具有类似的目的。心力衰竭患者还可采用 2 分钟步行。这类试验的目的只是为了判断体力活动能力的变化,对诊断没有帮助。定距离运动法即确定固定的步行距离,计算完成该距离步行的时间。200 m 步行一般是心肌梗死患者出院前的标准试验,以判断患者回家后日常生活的安全性。脑卒中患者可以采用 10m 或 20m 步行试验,以判断患者的步态和步行能力。

4.注意事项

(1)试验开始前。

1)测定患者安静时的心率,并按公式[$HR_{max}=(220-年龄)\pm10\sim12$次/min]计算出预测最大心率。

2)测量血压。

3)在试验体位下做心电图,一般采用检测导联。

(2)试验中。

按运动试验方案逐级增加运动负荷,观察和记录心率、血压、心电图和患者的主观感觉。

(3)试验终止后。

达到运动终点或出现终止试验指征时应立即终止试验,并在卧位或坐位描记即刻、2分钟、4分钟、6分钟的心电图,同时测量血压。之后每5分钟测量1次。直到患者各项指标接近试验前水平或患者的症状消失为止。

(4)试验终止的标准。

1)出现胸痛、疲乏、呼吸困难、心悸、头晕等症状。

2)有冷汗、苍白、步态不稳、低血压等体征。

3)有室性心律失常,有意义的 ST 段偏移,房室或室内传导阻滞等心电图改变。

4)收缩压达 30.00 kPa(225 mmHg)或以上,舒张压较休息时升高 2.67 kPa(20 mmHg)以上。

5)血压不升或下降 1.33 kPa(10 mmHg)以上。

6)被检人不愿继续进行试验。

(二)肺功能的评定

肺功能评定对于早期发现肺与支气管疾病并判断其损害程度,评价肺与支气管疾病的治疗效果及判断预后,选择胸、腹部手术适应证,鉴别呼吸困难的原因、诊断和监护呼吸功能不全以及鉴定职业病和劳动耐力都有着十分重要的价值。肺功能评定包括主观的呼吸功能障碍感受分级和客观检查,从简单的肺活量测定到比较高级的呼吸生理试验。

1.评定目的

(1)了解呼吸功能障碍的程度。

(2)为制订康复治疗方案提供依据。

(3)判断疗效。

2.评定方法

(1)询问病史、家族史、吸烟史和职业及症状,如咳嗽、咳痰、憋闷、气喘等;体检包括姿势和体位、胸廓类型、呼吸形式、呼吸音等;了解患者胸部X线。

(2)体格检查。重点是呼吸系统,可按视、触、叩、听的顺序进行,还应注意心血管系统及全身营养状态的检查。

(3)呼吸功能徒手评定。让评定对象做一些简单的动作或短距离行走,再根据其出现气短的程度来对呼吸功能作出初步评定,分为0~5级。

0级:日常生活能力和正常人一样。

1级:一般劳动较正常人容易出现气短。

2级:登楼、上坡时出现气短。

3级:慢走100m以内即感气短。

4级:说话、穿衣等轻微动作即感气短。

5级:安静时也觉气短,不能平卧。

(4)肺功能测定。有条件应进行此项检查,包括肺容量和肺通气功能。

1)肺容量测定。常用指标有:潮气量(TV)、深吸气量(IC)、补吸气量(IRV)、补呼气量(ERV)、肺活量(VC)、功能残气量(FRO)及残气量(RV)、肺总量(TLC)。其中最为常用的是肺活量,肺活量指尽力吸气末,从肺内所能呼出的最大气量,等于潮气量、补吸气量和补呼气量之和。肺活量反映了肺一次通气的最大能力。正常成年男性约3500ml,女性约2500ml。测量呼吸气量一般是用肺量计来进行的,而肺量计的种类很多,以水封桶式最简单。呼吸时将浮筒升降幅度描绘在按一定速度水平走向的记录纸上,所得曲线称肺量图。

2)O肺通气功能测定。肺通气量是指单位时间内进出肺的气量,可以反映通气功能,常用测定指标包括以下几项。

第一,静息通气量(VE),是静息状态下每分钟出入肺的气量,等于潮气量乘以每分钟呼吸频率,正常男性为(6663 ± 200)ml,女性为(4217 ± 160)ml。

第二,最大通气量(MVV),指以最快的速度和最大的幅度进行呼吸时,得到的每分钟通气量。

第三,用力肺活量(FVC),又称时间肺活量(TVC),是尽力最大吸气后以最大用力、最快速度所能呼出的最大气量。

(5)呼出气体分析。通过心肺运动试验测定气流及呼气中的O_2和CO_2的含量,推算出每分钟通气量、呼吸储备、VO_2、O_2通气当量、CO_2通气当量、呼吸商等参数。它们反映了动态肺功能水平。

（6）血气分析。抽取动脉血，测定血液中 PaO_2、$PaCO_2$ 及动脉血 O_2 含量，并以此推算全身的气体代谢和酸碱平衡情况。

（7）行走试验。平地行走试验包括 12 分钟、6 分钟、100m 行走，用于评价慢性肺部疾病对于运动耐受性的影响。

六、日常活动能力与参与社会能力评定

（一）概述

日常生活活动（activities of daily living，ADL）是指人们为了维持生存及适应生存环境而每天必须反复进行的、最基本的、最具有共性的身体动作群，主要涉及衣、食、住、行、个人卫生等方面的基本动作和技巧。它是获得个人生活独立的基础。广义的 ADL 是指一个人在家庭、工作机构及社区里自己管理自己的能力。除了基本的生活能力，还包括与他人交往以及在经济、职业和社会层面上合理安排自己生活方式的能力。

ADL 分为基本 ADL（basic ADL，BADL）和工具性 ADL（instrumental ADL，IADL）。

BADL 主要是了解患者应用最基本的、粗大的、无需利用工具的日常生活活动；IADL 是指人们在家庭和社区中独立生活，如做家务、开车，等需要使用一些工具的较为精细动作的活动。

（二）日常生活活动能力的评定方法

日常生活活动能力评定是康复诊断和康复评定的重要组成部分。ADL 评定包括了残疾者日常生活的各项基本功能状况，即明确他们是怎样进行日常生活的，能完成哪些日常活动，难以完成的是哪些项目，障碍的程度如何。ADL 评定是确立康复目标、制订康复计划、评估康复疗效的依据，是康复医疗中必不可少的重要步骤。ADL 评定是对患者综合能力的评定，应了解患者身体功能方面的因素，如肌力、肌张力、关节活动度、协调性、平衡和感觉等，以确定患者 ADL 的不足和残存能力，并了解是否需要辅助设备。还要对感知和认知功能进行评定，从而了解其学习 ADL 的能力。在评定时还应充分考虑环境、主观意识及其他社会心理因素可能对评定结果的影响。ADL 的每一项都是由一系列动作组成的，在评定时要找出影响该项活动完成的具体环节，并进行分析。

1. BADL 评定量表

(1)Barthel 指数。

1)量表内容:Barthel 指数属基础性 ADL 评定范畴,该量表是通过对进食、洗澡、修饰、穿衣、控制大便、控制小便、用厕、床椅转移、平地行走及上楼梯 10 项日常活动的独立程度打分的方法来区分等级的,根据是否需要帮助及帮助程度分为 0 分、5 分、10 分、15 分四个功能等级。得分越高,独立性越强,依赖性越小。达到 100 分表示患者基础性 ADL 良好,不需他人照顾,能够生活自理,但并不意味着评定对象能够完全独立生活;0 分则表示没有独立能力,全部日常生活皆需帮助。Barthel 指数内容比较全面,记分简便、明确,信度和效度高,是临床应用最广的一种 ADL 评定方法,适于作为疗效观察及预后判断。

表 3-13 Barthel 指标评分标准

序号	项目	得分	评分标准
1	进食	10 5	能使用任何必要的装置,在适当的时间内独立进食 需要帮助(如切割食物、搅拌食物)
2	洗澡	5	独立
3	修饰	5	独立的洗脸、梳头、刷牙、剃须(如需使用电动剃须刀者则应会用插头)
4	穿衣	10 5	独立的系鞋带、扣扣子、穿脱支具 需要帮助,但在适当的时间内至少做完一半的工作
5	大便	10 5	不失禁,如果需要,能使用灌肠剂或栓剂 偶尔失禁或需要器具帮助
6	小便	10 5	不失禁,如果需要,能使用集尿器 偶尔失禁或需要器具帮助
7	上厕所	10 5	独立用厕所或便盆,穿脱衣裤,擦净、冲洗或清洗便盆 在穿脱衣裤或使用卫生纸时需要帮助
8	床椅转移	15 10 5	独立的从轮椅到床,再从床回到轮椅,包括从床上坐起,刹住轮椅,抬起脚踏板 最小的帮助和监督 能走,但需要最大的帮助才能转移

序号	项目	得分	评分标准
9	行走	15	能在水平路面独立行走 45m,可以用辅助装置,但不包括带轮
		10	的助行器在帮助下行走 45m
		5	如果不能行走,能使用轮椅行走 45m
10	上下楼梯	10	独立,可以用辅助装置
		5	需要帮助和监督

2)评分结果:总分<20 分为极严重功能缺陷,生活完全需要依赖;20~40 分为生活需要很大帮助;40~60 分为生活需要帮助;总分>60 分为生活基本自理。Barthel 指数 40 分以上者康复治疗的效益最大。

(2)功能独立性测量。

功能独立性测量(functional independence measurement,FIM)自 20 世纪 80 年代末在美国开始使用以来,逐渐受到重视,目前已在全世界广泛应用。FIM 在反映残疾水平或需要帮助的量的方式上比 Barthel 指数更详细、精确、敏感,是分析判断康复疗效的一个重要指标。它不但评价由于运动功能损伤而致的 ADL 能力障碍,而且也评价认知功能障碍对日常生活的影响。在美国,它已被作为衡量医院医疗管理水平与医疗质量的一个客观指标。FIM 是医疗康复中唯一建立了康复医学统一数据库系统(UD-SRM)的测量残疾程度的方法。FIM 应用范围广,可用于各种疾病或创伤者的日常生活能力的评定。

1)评定内容:FIM 评定内容包括 6 个方面,共 18 项,分别为 13 项运动性 ADL 和 5 项认知性 ADL。评分采用 7 分制,即每一项最高分为 7 分,最低分为 1 分。总积分最高分为 126 分,最低分为 18 分。得分的高低是根据患者独立的程度、对辅助具或辅助设备的需求程度以及他人给予帮助的量为依据的(见表 3-14)。

表 3-14　FIM 评定内容

项目	具体内容
Ⅰ.自理活动	1.进食,2.梳洗修饰,3.洗澡,4.穿上身衣,5.穿下身衣,6.如厕
Ⅱ.括约肌控制	7.排尿管理,8.排便管理
Ⅲ.转移	9.床椅间转移,10.转移至厕所,11.转移至浴盆或淋浴室
Ⅳ.行进	12.步行/轮椅,13.上下楼梯
Ⅴ.交流	14.理解,15.表达
Ⅵ.社会认知	16.社会交往,17.解决问题,18.记忆

2)评分标准:根据患者进行日常生活活动时独立或依赖的程度,将结果分为 3 大类、7 个等级(表 3-15)。

第一,独立:活动中不需要他人给予帮助;第二,有条件的依赖:患者自己付出 50%或更多的努力,根据所需的辅助水平评出 5 分、4 分、3 分;第三,完全依赖:患者付出的努力≤49%,需要最大量的帮助或完全帮助,或根本不能进行活动,根据所需要帮助的水平,评出 2 分和 1 分。

表 3-15　FIM 的评分标准

能力		得分	评分标准
独立	完全独立 有条件的独立	7 6	不需修改或使用辅助具;在合理的时间内完成;活动安全活动能独立完成,但活动中需要使用辅助具;或者需要比正常长的时间;或需要考虑安全保证问题
有条件的 依赖	监护或准备最 小量接触性身 体的帮助 中等量的帮助	5 4 3	活动时需要帮助,帮助者与患者没有身体接触;帮助者给予的帮助为监护、提示或督促,或者帮助者仅需帮患者做准备工作 或传递必要的用品,帮助穿戴矫形器等 给患者的帮助限于轻触,患者在活动中所付出的努力>75% 患者所需要的帮助多于轻触,但在完成活动的过程中,本人主动用力仍在 50%—74%之间
完全依赖	最大量的帮助 完全帮助	2 1	患者主动用力完成活动的 25%—49% 患者主动用力<25%,或完全由别人帮助

FIM 所测量的是残疾人实际做什么,即活动的实际情况。因此,对于残疾者进行 FIM 评定时,不要评定其应当能做什么,或在某种条件下可能可以做什么。例如,一个抑郁症患者能够做许多事情,但是他现在却不做。采用 FIM 测量该患者时,所考察的应是目前的实际状态,而不是他在症状缓解时能够做什么。

各康复专业人员均可使用 FIM 进行评定。必要时可根据专业特点将 FIM 分为几个部分由不同专业的人员分别进行测量。如由作业治疗师负责评定自理活动以及认知性活动;护士评定大小便控制功能;物理治疗师评定转移活动;而交流能力则可以由语言治疗师来评定。

2.IADL 评定量表

(1)功能活动问卷:功能活动问卷(functional activities questionary,FAQ)1982 年由 Pfeffer 提出,1984 年重新修订。该量表包括与日常生活密切相关的 10 项内容,如理财、工作、娱乐等。根据患者完成各项活动的难易程度评分,能够独立完成得 0 分,完全依赖他人完成得 3 分,所得总分越高,表示障碍越重,小于 5 分表示正常,生活可以自理,大于等于 5 分表示异常,生活不能自理。

(2)Frenchay 活动指数评定法:Frenchay 活动指数评分为专门评定脑卒中患者社会活动能力的量表。评定包括 6 大类,15 项内容,各类均有四个等级,分别对应 0~3 分,各类的评分标准不同,所得总分最低为 0 分,最高为 47 分。根据评分结果,可将社会生活能力做出下述的区分:45~47 分,完全正常;30~44 分,接近正常;15~29 分,中度障碍;1~14 分,重度障碍;0 分,完全丧失。

第四章 康复治疗技术

康复治疗技术是康复护理学中的重要内容,作为一门新兴技术专业,虽然发展时间较短,但是对康复医学产生着重要的意义。康复治疗技术可以帮助患者恢复身体和心理健康,帮助患者恢复工作和生活能力,重新回到社会。本章将着重介绍几种基本的康复治疗技术,包括物理治疗技术、运动治疗技术、言语治疗技术、心理治疗技术、作业治疗技术和康复工程治疗技术。

第一节 物理治疗技术

物理治疗技术是指利用各种物理因子的作用促进身体的机能恢复的方法。物理治疗技术历史久远,早在石器时代,人类就运用阳光、水等对身体进行治疗。物理治疗技术在现代康复治疗领域也发挥着重要的作用。本节将详细阐述包括电疗法、光疗法、超声波疗法、水疗法等在内的几种常见的物理治疗技术。

一、物理治疗技术概述

(一)物理治疗技术的概念

物理治疗技术,又称为物理因子疗法,简称理疗,主要通过"声、光、冷、电、热、磁"等物理因子来帮助患者恢复身体机能。物理因子疗法主要包括两部分,一部分是人工物理治疗方法,另一部分是自然物理治疗方法,本节中介绍的是前一部分。

(二)物理治疗技术的作用

物理治疗技术的作用按照划分标准的不同可以分为两个方面。一方面是共同性作用以及特殊性作用,另一方面是直接作用以及间接作用。

1.共同性作用和特殊性作用

(1)共同性作用 共同性作用是指所有的物理治疗技术都会带来的影响,主要包括改善血液循环、缓解疼痛等作用。

(2)特殊性作用 特殊性作用是指根据治疗方法的不同,产生的效果也会存在差异。如超声波会产生震荡雾化作用;紫外线有助于维生素 D 的形成;直流电可以帮助药物引入人体内等等。

2.直接作用和间接作用

物理治疗技术一般通过在人体内产生全身影响或局部影响来形成直接或间接作用。

(1)直接作用 物理治疗技术的直接作用是指理化效应直接在人体局部发生作用,例如紫外线直接刺激人体皮肤细胞并杀菌、高能量激光除痣等。

(2)间接作用 物理治疗技术的间接作用是指理化反应通过神经反射、经络或体液的作用和变化对全身产生作用。间接作用是物理治疗技术的主要作用机制。

二、常见的物理治疗方法

(一)电疗法

通过电能作用于人体来预防和治疗疾病的理疗法称为电疗法。电疗法根据使用频率的不同分为直流电疗法、高频电疗法、中频电疗法以及低频电疗法。

1.直流电疗法

直流电疗法是指将药物离子通过直流电导入人体体内进行疾病的防治的方法。直流电疗法具体包括衬垫法、电水浴法、穴位导入法等。

直流电疗法的应用范围广,疗效持久且鲜见不良反应,是治疗神经炎、慢性关节炎、高血压、角膜炎等疾病非常适合的治疗方法,但是值得注意的是,直流电疗法不得用于急性湿疹、心力衰竭等疾病或有出血倾向的病患的治疗上。

2.高频电疗法

高频电疗法是指运用高于 100kHz 的电磁振荡电流进行医学治疗的方法。高频电流根据波长还可分为长波、中波、短波、超短波以及微波。临床上多使用超短波和微波进行治疗。超短波疗法一般用于皮肤软组织、关节、胸腔、腹腔以及内脏炎症的治疗。微波疗法分为小剂量微波疗法、中剂量微波疗法和大剂量微波疗法,小剂量微波疗法主要治疗急性炎症、感染和损伤;中剂量微波疗法主要治疗慢性疼痛和软组织劳损;而大剂量微波疗法用于恶性肿瘤的治疗。

高频电疗法在人体内一般会产生热效应和非热效应,热效应包括镇痛消炎、治癌等;非热效应则可以产生消炎再生的作用。

高频电疗法禁用的人群包括妊娠、出血倾向、心肺功能衰竭、恶性肿瘤(小剂量时)、带有心脏起搏器及带有金属异物者。

3.中频电疗法

中频电疗法是指运用 $1\sim100kHz$ 之间频率的电流进行疾病治疗的方法。中频电疗法采用交流电进行治疗,因此不会有电解作用,对皮肤也不会产生刺激,是一种十分安全的电疗法。中频电疗法的作用主要包括镇痛、改善血液循环、兴奋神经肌肉组织等。中频电疗法不得用于急性感染性疾病、出血性疾病的治疗,也不得在心脏病患者的身上使用。

中频电疗法的常用形式包括以下几种:

(1)音频电疗法　音频电疗法主要适用于瘢痕、粘连、关节炎等的修复和治疗。

(2)正弦调制中频电疗法　正弦调制中频电疗法主要适用于包括颈椎病、腰椎间盘突出、关节炎等在内的关节周围组织的劳损、挫伤等疾病的治疗。

(3)干扰电疗法　干扰电疗法主要适用于周围神经麻痹、肌肉萎缩、关节和软组织损伤、胃下垂等疾病的治疗。

4.低频电疗法

低频电疗法是指运用在 $1kHz$ 频率以下的电流进行疾病治疗的方法。低频治疗法主要包括四种具体治疗方法,分别是经皮神经电刺激疗法、神经肌肉电刺激疗法、功能性电刺激疗法以及感应电疗法。下面详细介绍两种方法:

(1)经皮神经电刺激疗法。

经皮神经电刺激疗法是指通过皮肤将特定的低频电流导入人体以内,以达到刺激神经从而镇痛的电疗法。低频电流频率的上限为 $90\sim500$ Hz,下限为 $0.5\sim25$ Hz,波宽 $50\sim500$ ms,波形有方波和双向脉冲波之分,一般的治疗时间在 $20\sim30$ 分钟之间。

经皮神经电刺激疗法的主要作用是镇痛,适用于各种疼痛的缓解。但是这种疗法不适用于装有心脏起搏器的患者或皮肤病者和孕妇。在人体的颈动脉进行治疗时也应该慎选这种疗法。

（2）功能性电刺激疗法。

功能性电刺激疗法是指利用低频电流刺激已经丧失机能的肢体或器官，用产生的即时效应来代替或矫正这些肢体或器官共能的治疗方法。功能性电刺激疗法主要适用于中枢性瘫痪、马尾或脊髓损伤后的排尿功能障碍等疾病的治疗。带有心脏起搏器的患者不得使用这种治疗方法。

（二）光疗法

光疗法是指使用人工光源或日光辐射对疾病进行治疗的方法，它在日常康复治疗中被广泛使用。根据波长排列的不同，光波被分为红外线、蓝紫光和紫外线三部分，因此，光疗法也就被分为红外线疗法、蓝紫光疗法和紫外线疗法三种。

1.红外线疗法

红外线疗法就是利用红外线对疾病进行治疗的方法。红外线疗法主要用于软组织损伤、关节炎的慢性期、神经炎、神经痛、冻疮等疾病的治疗，会产生热作用的生物学效应。对于高热、恶性肿瘤、活动性肺结核的患者和有出血倾向的患者不得使用这种疗法。

2.蓝紫光疗法

蓝紫光是位于红外线和紫外线中波长最短的可见光，运用蓝紫光进行疾病治疗的方法被称为蓝紫光疗法。蓝紫光疗法主要通过照射使人体千层皮肤扩张，从而让血液中的胆红素浓度在一系列光化学反应后下降。蓝紫光疗法主要适用于新生儿高胆红素血症的治疗。

3.紫外线疗法

紫外线疗法是指运用紫外线对疾病进行防治的光疗法。紫外线疗法可以产生杀菌、消炎、止痛、改善血液循环、提高免疫力等作用，主要用于急性关节炎、佝偻病、银屑病、变态反应性疾病等的治疗。但是对于全身皮肤炎症或患有红斑狼疮的患者，这种方法不适用，肝肾功能不全的病人也不得使用这种疗法。

（三）激光疗法

激光疗法是指应用激光对疾病进行治疗的方法。激光治疗一般会产生热效应、机械效应、光化效应及电磁效应等作用。根据激光能量的不同，疗法适用的疾病范围也有所不同。低能量激光主要用于身体表层溃疡、炎症等的治疗；中等能量激光主要用于关节炎、支气管炎等炎症的治疗；高能量激光主要用于手术切割、止血等大型操作。激光疗法不得用于治疗皮肤结核,心肺功能衰竭的病人也不能使用这种方法。

(四)超声波疗法

超声波疗法就是使用超声波进行疾病的预防和治疗的方法。超声波在人体内可以产生温热效应、理化效应等作用。超声波疗法主要适用于神经痛、软组织挫伤、冠心病、瘢痕增生等,患有恶性肿瘤、心力衰竭的患者或高热病患者、有出血倾向者不得采用这种治疗方法。

(五)磁疗法

磁疗法主要运用磁场在人体内的作用来治疗疾病。磁疗法一般会产生止痛、镇静、消炎、消肿、促进骨质生长等作用,用于软组织损伤、关节炎、神经痛等疾病的治疗非常合适。磁疗法不得在有出血倾向、有高热反应以及中毒心肺功能障碍者身上使用。

除了上述五种基本的物理疗法之外,理疗还包括水疗法和冷疗法,即运用水或低于人体温度的水、冰等物体对人体进行刺激以达到治疗的目的。

第二节　运动治疗技术

运动治疗技术是借助一定的器械或操作,根据患者伤残的程度和特点,选择合适的运动方法帮助患者恢复健康。运动治疗技术是康复护理中最常用、普及范围最广的治疗形式。本节将在方法分类、使用原则、基本疗法等方面对运动治疗技术进行了研究和分析。

一、运动治疗技术的分类及应用原则

(一)运动治疗技术的分类

运动治疗技术按照不同的划分标准,有很多种分类方法,其中有两种分类方法与临床的关系最为密切,一是按照肌肉收缩的形式分类;二是按照用力程度进行分类。

1.按照肌肉收缩的形式分类

按照肌肉收缩的形式,运动治疗技术可以分为三种。

(1)等张运动。

在肌肉收缩导致肌纤维长度发生改变而张力没有发生大变化的时候，可以进行关节活动,这就称为等张运动。等张运动主要包括向心性等张运动或缩短以及离心性等张运动或延伸。

(2)等长运动。

等长运动是指肌肉在收缩时导致张力明显变化而肌纤维长度没有发生改变,此时不发生关节运动。肌肉力量训练就是等长运动的突出代表。

(3)等速运动。

等速运动运用专门的设备,根据患者运动过程中肌力大小的变化进行设备设定,使患者的关节可以按照设定进行速度运动。等速运动相较前两种运动模式来说更具有灵活性。

2.按照用力程度分类

根据患者在运动过程中有无用力、用力的大小以及用力的主动性,运动治疗技术可以分为被动运动、助力运动、主动运动以及抗阻运动。

(二)运动治疗技术的应用原则

运动治疗技术在运用过程中应该遵守的原则包括:

(1)因人而异原则:即根据患者疾病的不同特点及患者本身的不同情况进行合理的运动治疗安排;

(2)循序渐进原则:即运动治疗要根据病患的具体情况逐步进行,在时间安排上由短到长,在运动难度上由简到繁;

(3)持之以恒原则:这项原则要求患者在进行运动治疗时要持续一定的时间,这样才能获得显著的效果;

(4)主动参与原则:这条原则也是针对病患的,它要求患者要主动参与到康复训练中去,主动参与相比与被动接受会得到更大程度的恢复;

(5)全面锻炼原则:这条原则要求患者不能仅仅对自己的伤处进行针对训练,为了达到最佳的康复效果,患者应该进行全面训练,即包括全身在内的身体训练以及心理恢复等锻炼。

二、常用的运动治疗技术

(一)肌力训练

肌力训练在康复治疗中起着十分重要的作用,肌力训练可以帮助患者在恢复身体机能的同时,保证关节、脊椎等重要身体结构不会发生损伤。在肌萎缩、瘫痪等疾病中常常采用肌力训练。在康复治疗中具体的肌力训练方法主要有以下几种：

(1)被动运动 被动运动就是当患者的肌力为 0～1 级时，无法自行训练，只能通过人为或机械的帮助进行肌肉锻炼。

(2)主动助力运动 当患者的肌力为 1～2 级时，患者可以借助机械地帮助进行悬吊助力运动等，这些都属于主动助力运动。

(3)主动运动 当患者的肌力达到 3 级时，患者可以自行肌力训练，并且适当进行对抗性的重力运动。

(4)抗阻运动 当患者的肌力达到 3 级以上时，便可以进行一些强度更大的抗阻运动，主要包括短暂最大负荷练习、等速练习等。

(二)耐力训练

耐力训练是一种牵涉到全身大肌群的持续性、周期性运动，耐力训练以发展体力为主要目标，在训练过程中可以产生增强心血管和呼吸功能以及改善新陈代谢等作用。常见的耐力训练主要包括散步、医疗步行以及慢跑。

1.散步

散步主要适用于包括高血压、神经衰弱在内的慢性疾病患者，在轻松舒适的环境下进行 10～30 分钟的散步有助于提高慢性疾病患者的耐力，增强他们的身体素质。

2.医疗步行

医疗步行是指在平地或适当的坡道上进行规定速度和距离的步行，医疗步行可以每天或隔天进行一次，强度适中，患有冠心病、慢性支气管炎、糖尿病等的患者可以选择这种训练方式。

3.慢跑

慢跑相较于前两种耐力训练方式来说强度更大，因此有一定锻炼基础且心血管功能较好的患者可以选用这种训练方式。刚开始进行慢跑的患者可先进行短程慢跑，等到身体逐渐适应这种运动模式后再改为常规慢跑。

除散步、医疗步行、慢跑之外，耐力训练还包括跳绳、游泳、登山等运动项目。

(三)关节活动功能训练

关节活动功能训练有助于患者维持和改善自身关节的活动范围，基本方法如下：

(1)主动运动 主动运动是指，以患者关节活动的情况为参考依据，根据关节活动受限的不同程度,制定不同的针对性训练。使用最普遍的主动运动是医疗体操,患者可以选择自己独自进行或者与其他患者组队进行练习。

(2)主动助力运动 常用的主动助力运动有:包括肩关节、肘关节、踝关节练习器在内的器械练习;以钟摆运动为代表的悬吊练习以及滑轮练习。

(3)被动运动 常用的被动运动包括关节可动范围的活动(如肘关节的屈伸练习)、关节松动术、持续性被动活动以及关节牵引术。其中关节松动术是指患者在关节可活动的范围内进行的一种针对性较强的训练;关节牵引术则是指借助机械装置的外力帮助,促进关节进行持续牵伸运动,从而改善关节的挛缩问题,帮助关节恢复机能。

(四)平衡训练

平衡训练是指多用于由于神经系统疾病或肌肉骨关节系统疾病引发平衡能力减弱的患者的运动方式。平衡训练大体上可以分为动态平衡训练和静态平衡训练两种。平衡训练在具体练习时主要包括坐位平衡训练、立位平衡训练、在平衡板上的训练等基本运动。在进行平衡训练的过程中,患者应该注意由简到繁、由易到难,不要为了尽快恢复而不循序渐进,要在家属的看护下进行训练,避免摔伤。

(五)协调训练

协调训练主要用于因小脑性、前庭迷路性以及大脑性运动失调而造成的协调运动障碍的患者的康复治疗。协调训练大致可以分为上肢协调训练、下肢协调训练和躯干协调训练。具体练习中,协调训练的方式主要有坐位训练、立位训练、步行训练以及负重训练等。患者在进行协调训练时也应当注意循序渐进的进行,为了达到消除肢体障碍的目标,患者要进行长期持续的练习。

(六)牵引技术

牵引技术是指借助器械装置等外力作用,帮助人体脊柱或四肢关节完成一定的分离,使关节周围的软组织得到适当牵伸的训练。牵引技术的理论基础是作用力与反作用力的力学原理。牵引技术可以促进关节塑性的延长和活动范围的扩大,对脊柱、四肢骨关节功能障碍等疾病患者的治疗康复起着重要的作用。

除了上述六种主要的运动治疗技术之外,呼吸训练、牵张训练以及步行训练等都是康复治疗过程中经常采用的运动治疗技术。

第三节　言语治疗技术

言语治疗技术是指给存在言语障碍的患者提供检查、评价,并帮助其进行语言训练,以达到尽可能的恢复言语能力的治疗方法。本节将详细介绍失语症以及运动性构音障碍的治疗方法。

一、言语治疗技术的康复原则

言语治疗技术必须遵循一定的原则进行,如果不能遵循以下原则,那么言语治疗不仅不能帮助患者恢复言语能力,促进患者与他人的正常交流,而且可能会造成相反的不良反应。

(一)治疗方式要有针对性

针对长期或暂时丧失言语能力的患者,要先对他们进行详细的检查,作出言语功能评定,再根据评定结果选择合适的治疗方法进行康复治疗。当患者被评定为命名性失语症时,康复治疗的重点就应该是对物品的命名训练;当患者被评定为读写困难时,康复治疗就应当以复述和书写训练为主。

(二)治疗内容要循序渐进

针对不同言语障碍患者的治疗都应当注意在治疗内容的选择上要循序渐进,根据患者的具体情况逐渐增减训练的难度、时常并更新内容。治疗内容的标准基本要控制在需要患者费一些心力但最终一定可以完成的程度。这样不仅能帮助患者恢复言语能力,也能增强患者在治疗训练中的积极性和自信心。

(三)治疗步骤要注重口语

基于言语功能在恢复过程中牵涉到听、说、读、写等多个方面,针对言语障碍的患者的康复治疗也应该从这几个方面综合进行。但是一旦出现患者由于综合训练而负担过重时,应首先选择口语训练为主要内容。口语是人类参与社会交际最基本的方式,因此,注重口语训练可以帮助患者更快的参与到社会交往当中。除此之外,口语训练的开展也为患者进行书面语言的训练起到一定的辅助和奠基作用。

（四）治疗过程要及时反馈

在言语治疗的进行过程中，医生和监护人要随时沟通交流，监护人要及时将病人恢复状况向医生反馈，帮助医生制定更适合患者的个体化治疗方案。同时，监护人和医生也要适时给予患者以鼓励和支持，缓解患者在训练过程中因压力、负担过重而产生的负面情绪。

二、言语治疗技术的常用方法

（一）失语症的言语训练方法

失语症是指由于与语言功能相关的脑组织发生病变，如脑外伤、脑肿瘤等，造成的患者丧失全部或部分对人类进行交际符号系统的理解和表达能力的疾病。

1.失语症训练的时间选择

一般情况下，失语症最佳的康复治疗期为患者在患病后的 3～6 个月，在这段时期内，患者的精神状况基本上已经恢复良好，并且至少可以接受30 分钟的治疗。但是已经发病 2～3 年的患者也不要因为错失最佳康复时期而放弃治疗。对于失语症的言语训练在上午进行更加合适，通常每次的训练时长为 30 分钟以内。

2.失语症的治疗方式

失语症的训练方式主要有以下四种：

（1）个人训练 个人训练是指由一名治疗师和一名患者进行一对一的针对性训练。

（2）自主训练 自主训练是指患者在进行个人训练之后，充分了解训练方法并且可以自行按照训练方法进行训练。

（3）集体训练 集体训练是相对于个人训练来说的，是指一名治疗师将病情相似的患者集合成一个小组，在小组内进行针对性的训练。

（4）家庭训练 家庭训练是指治疗师将语言训练的方法、内容和步骤告知患者家属，由患者家属帮助患者完成训练，在这种训练方式下，治疗师一定要定期给患者的训练作评价和指导。

3.失语症训练的具体方法

针对失语症的言语治疗技术，主要包括听、说、读、写四方面的训练内容。

(1)"听"的训练。

治疗失语症的"听"的训练主要包括词语听觉辨认、执行指令以及辨别是非三部分。词语听觉辨认是指在患者面前出示若干事物、图片或词卡,让患者在听到指令后在这些物品中指出听到的词汇;执行指令是指让患者根据治疗时发出的指令进行相应的动作;辨别是非是指患者对治疗师提出的是非问题进行回答。

(2)"说"的训练。

治疗失语症的"说"的训练主要包括单词表达训练、语句表达训练以及实用化训练三种。单词表达训练包括对单词进行复述、看到物品回答出名称、完成词组、回答是非问题以及在给定范围内回答词语等多种方式。语句表达训练包括语法训练和语义联系训练。语法训练是指患者在看到出示的代表不同句子结构的词语后将其重新拼接成完整的句子,出示的卡片数量可以逐渐增加,句子的组成成分可以逐渐上升难度;而语义联系训练是指患者根据治疗师给定的核心词说出联想词,并将这些词组成完整的句子。实用化训练则是根据对周围事物和人的观察,患者自由发挥、表达意见。

(3)"读"的训练。

治疗失语症的"读"的训练主要是指对患者进行阅读以及延伸理解的训练,主要包括四种具体操作方法。首先是对视、知觉障碍的训练,这种训练将重点放在视觉输入和大脑语言中枢的联系上,操作步骤是患者将摆在面前的图卡或字卡按照一定规律分类。第二种方法是词、句理解的训练,这种训练要求患者根据阅读的单词和句子选择正确的图卡,再进一步增加难度的话,可以要求患者找出阅读句子的语法错误。第三种操作方法是短文理解的训练,在患者的治疗训练有了一定的效果后,可以进行短文理解的训练,短文理解的训练类似于日常考试中的阅读理解,要求患者在阅读完短文后,判断出与短文有关的正确选项。最后一种训练方法是功能性阅读理解的训练,这种训练要求患者准确找出各种公共场所的标志。

(4)"写"的训练。

治疗失语症的"写"的训练主要经历三个阶段,第一阶段是机械的抄写阶段,患者在这一阶段对词语进行简单的分类抄写,这样可以帮助患者加深对词语的印象和理解;第二阶段是过渡阶段,在这个阶段,患者可以根据提供的偏旁部首进行任意书写,也可以根据提供的字组词等,这对患者恢复视觉记忆有很大的帮助;第三阶段是自发书写阶段,这个阶段中,患者在没有任何提供物的情况下自行书写,书写的内容一般从姓名开始,然后是简单的短语、句子,再到不完整的句子填空等。

(二)运动性构音障碍的言语训练方法

运动性构音障碍是脑血管病中的一种,是由于发音器官肌力减弱或者不协调导致的语音障碍,构音障碍一般和失语症同时发生。对构音障碍的治疗技术主要包括以下几种。

1.松弛训练

松弛训练要求患者在训练中保持身体的躯干及四肢的放松,将双手放在大腿上,在双肩上耸的同时进行吸气,三秒后吐气并慢慢放松肩膀。松弛训练的目的是帮助患者放松咽喉肌群的紧张感,为发音打下良好的基础。

2.呼吸训练

在松弛训练进行了一段时间之后,就可以进行呼吸训练了。呼吸训练要求患者身体坐直,双手对掌放于大腿之间,用鼻子进行慢动作呼吸。呼吸训练可以促进患者改善呼吸气流量,并帮助他们加强对呼吸气流的控制。

3.发音训练

发音训练主要包括语速训练、语调训练和音长训练。发音训练主要就是帮助患者完成发音、控制音量、控制音调、控制鼻音和音长等动作。发音训练的目的是改善声带和软腭的活动。

4.发音器官的功能训练

发音器官的功能训练主要包括唇、舌、腭的活动练习以及呼吸和发声的练习。发音器官的功能训练主要是为了帮助患者改善发音器官的肌肉力量,增强发音器官的对称性和协调性。

除了上述四种较为基本的言语训练方法之外,治疗构音障碍的康复训练还包括对言语清晰度及节奏的训练,这两项都是在完成上述四种训练的基础上进行的。

第四节　心理治疗技术

接受康复治疗的患者主要是残疾患者或慢性病患者,由于远离社会,他们难免存在不同程度的心理障碍,这就需要心理治疗的参与。心理治疗又称为精神治疗,通过运用心理学的原则和方法,对患者的认知、行为和情绪等进行评定和治疗,帮助患者提高心理素质,增强心理健康水平,早日重返社会。

一、心理治疗技术的原则

虽然不同的患者往往持有相差甚远的心理状态,但是根据临床研究的结果,需要进行心理治疗的患者的心理活动存在规律。因此,在心理治疗的过程中就要遵循这些规律和原则,概括起来主要包括以下几方面。

(1)提供情感支持。给患者提供情感支持,并提供疏泄的机会可以有效促进治疗者和患者之间的关系,给心理治疗的顺利进行提供了基础。

(2)营造良好环境。心理治疗不仅是一种治疗方法,更是一种人际交流的手段,为了克服患者的不良情绪,提高患者信心,营造良好的治疗环境是相当必要的。

(3)个别针对治疗。不同的患者的心理活动虽然有其规律性,但是由于疾病种类的不同、患者文化素质的差异以及年龄、性别等基本情况的不同,每位患者仍然会存在不同的心理反应,因此,针对治疗才会更加科学合理也更容易获得有效的成果。

(4)以患者为主体。心理治疗一定要注意积极调动患者的主观能动性,调动患者的主观能动性可以促进患者形成自我护理的意识,从而督促患者更好地参与到心理治疗当中,消除抵触情绪才能更好的达到治疗效果。

(5)遵守保密约定。遵守和患者之间的保密约定是每个医护人员都应该遵守的职业道德。

二、心理治疗技术的常用方法

心理治疗是建立在良好的医患关系的基础上的,治疗者通过跟患者的交流帮助患者提高认知能力和应对能力,以更加稳定的状态面对治疗,以更加积极的心态恢复健康。根据治疗目的和具体操作方法的不同,心理治疗技术具体有以下几种方法。

(一)精神动力性治疗

精神动力性治疗又称为精神分析治疗,来源于弗洛伊德的经典心理分析疗法。精神动力性治疗一般采用自由联想、释梦等具体操作方法,帮助患者将内心潜在的冲突和意识暴露出来,并加以分析和解决。精神动力性治疗对克服患者的心理障碍有着重要的积极作用。

(二)合理情绪治疗

合理情绪治疗又称为理性情绪治疗,是美国心理学家埃利斯在 20 世纪 50 年代末创立的。埃利斯认为人们对事物的看法一般基于两种信念,一种是合理的信念,另一种则是不合理的信念,而心理障碍的出现就是源于不合理的信念。因此,合理情绪治疗的具体过程就是对患者内在的不合理信念进行分析和说服,帮助患者以合理的信念取代不合理的信念,建立更加合理的思维模式。合理情绪治疗主要经历心理诊断、领悟修通以及再教育三个阶段。

(三)行为治疗

行为治疗又称为行为矫正,以行为学习理论为理论基础,通过运用一定的方法帮助患者纠正不良行为。行为治疗的理论认为既然行为都是通过学习获得的,那么同样可以通过学习改变,强调实验心理学在治疗过程中的积极作用。行为治疗相比于其他的心理治疗方法更注重对特定目标的解决。常见的行为治疗的具体方法如下。

1. 系统脱敏法

系统脱敏法是由 J. Wolpe 创立的用于治疗焦虑患者的一种行为治疗方式。系统脱敏法采用肌肉放松技术,配合放松训练和制订等级脱敏标记两种方式进行。系统脱敏法的操作特点是,在操作之前一般先设定特定的情景,对患者在放松的状态下进入情景并暴露出的真实反应进行评定、诊断和治疗。

2. 代币法

代币法也成为阳性强化法。代币法实行的理论基础是操作性条件反射原理。代币法主要用于治疗独立期患者。代币法的具体操作步骤是根据患者的具体情况确定患者需要培养的行为并规定奖励措施,在患者做出该行为时,就以代币的形式予以鼓励,累积了一定的代币后,患者可以获得物品、活动等实质性奖励。久而久之,患者就会形成作出该行为的习惯。

3. 厌恶疗法

厌恶疗法与代币法恰好相反,是采用一些轻微的惩罚措施来帮助患者抑制一些不良行为。一般的操作方法是,在患者做出某些不良行为时,予以一定的惩罚,让患者记住在做出不良行为时的痛苦回忆,这样患者就能从主观上减少类似行为的发生。

(四)认知疗法

认知疗法主要通过认知行为技术来改变患者包括信念、思维、想象等在内的不良认知。认知疗法的理论把心理障碍归结于错误的认知所导致的异常反应,认为只有发现并改正错误的认知,才能克服心理障碍,更好的适应环境。认知疗法常见的操作方法如下。

1.教育

教育是指治疗者给患者提供相应的疾病和技能知识,帮助患者对疾病形成正确、深入的认知。治疗者可以在和患者共同商议之后制定详细的康复治疗计划表,督促患者坚持完成计划表,恢复身体机能,提高生活兴趣,从而尽早的回到社会。

2.角色转换

角色转换就是要求患者可以站在对方的立场上考虑问题,不仅在对方的立场上分析问题,也能体会对方的情绪变化。角色转化的方法就是通过换位思考来改变患者的认知模式,帮助患者克服恐惧、畏难等情绪,更好地投入康复治疗。

3.认知重建

认知重建就是帮助患者纠正错误的认知,树立正确的认知和思维方式。认知重建主要用于帮助脑卒中偏瘫的患者重新建立自信,消除焦虑情绪,摆除自己是负担的消极想法,重新定义自己,积极对待康复治疗。

(五)支持性心理治疗

支持性心理治疗是指通过对患者进行指导、劝解、鼓励等和患者一起面对和处理问题,帮助患者跨过心理障碍的难关,重新适应现实环境。支持性心理治疗建立在良好且互相信任的医患关系上。支持性心理治疗主要包括倾听、分析、解难、指导、鼓励、保证等具体做法。

第五节　作业治疗技术

作业治疗技术是通过一系列有目的的作业活动来帮助患者最大可能的恢复肢体机能和心理健康,更快的重返社会的一种康复治疗方式。作业治疗技术以具体的作业活动为载体,目标是帮助患者改善身体功能。作业治疗技术对预防丧失劳动能力和残疾有积极重要的影响和意义。

一、作业治疗技术的作用

(一)复原躯体感觉、增强运动能力

通过作业治疗技术,患者首先可以感觉到的是身体肌力的增加和耐力的提高,关节的活动范围也得到了扩大。作业治疗可以防止关节挛缩、肌肉萎缩等症状的发生,对运动的协调性和柔和性发挥着积极作用。

(二)恢复认知和感知功能

通过作业治疗技术中有关认知恢复和感知恢复的治疗,患者可以缓解紧张的心理状态,消除行为上的异常举动,并提高脑的高级功能能力,从而恢复认知和感知功能。

(三)提高生活自理能力

通过日常生活活动能力训练,患者可以重新掌握已经丧失的生活能力,日常生活活动能力训练可以帮助患者建立起新的生活技能,使其在没有帮助的情况下也能自行完成进食、行走等日常生活活动以及家务等生活自理活动,帮助患者更快适应现实环境,掌握工具的使用。

(四)调节心理功能

通过作业治疗技术的活动训练,患者可以重新恢复生活信心,提高独立能力,培养更广泛的兴趣爱好,提高人际交流的能力和勇气,为重返社会奠定重要的基础。

(五)恢复工作能力

患者通过参与一些职业性作业治疗的活动,可以恢复一定的工作能力和劳动能力。患者也因此增加了重返社会参与工作的机会。

二、作业治疗技术的具体内容

作业治疗技术按照不同的分类标准,可以区分为不同的内容,本节将以作业治疗的实际要求作为分类标准,把作业治疗技术具体分为日常生活活动作业、职业技术训练作业以及文娱与游戏活动作业三部分。

(一)日常生活活动作业

日常生活活动作业,顾名思义,就是人们在日常生活中为达到自理必须进行的基本活动,主要包括基本日常生活活动以及需要借助工具完成的工具性日常生活活动两部分。

1.基本日常生活活动

基本日常生活活动是人们生活中需要的最基本的生存技能,一般情况下不需要借助工具的外力便可以完成,具体包括穿衣、进食、行走、阅读、通电话等。对于由于疾病丧失部分基本日常生活活动能力的患者,治疗者可根据其具体情况制定康复计划,督促患者持续不间断地完成这些训练项目。

2.工具性日常生活活动

工具性日常生活活动是提供给患者更深一层的作业治疗方法,目的是帮助患者提高在借助工具的外力协助下解决更多问题的能力。这一类的训练内容主要包括以做饭、洗衣、打扫卫生为主的家务劳动;以购物、乘坐公共交通工具为代表的社会生活技巧以及建立识别环境标记在内的安全意识等。

(二)职业技能训练作业

职业技能训练作业是指治疗师根据患者的具体情况,在认真评定和详细分析后,为患者制订完整的训练计划,教给患者一定的工作技能,帮助患者提供重新回到社会参与工作的机会。职业技能训练作业的基本过程是治疗师以真实或模拟的工作活动为背景,在特定情境中教给患者特定的工作技巧,保证患者成功掌握。

具体来说,职业技能训练作业主要包括以下几方面的内容。

1.木工作业

木工作业较为复杂,包括的工作技巧有锯木、刨木、锤钉、木刻等。患者如进行木工作业的训练,可以提高上肢各关节的活动范围和活动能力,增强上肢的肌力和耐力,改善肘关节的活动度,提高手的灵活度等。

2.黏土作业

粘土作业的主要工作技巧包括调和黏土、黏土着色以及黏土塑形等内容。黏土作业的训练可以帮助患者提高各关节的活动能力和灵活度,增强上肢的协调性,还可以帮助患者提供手指的协调性和灵活度。

3.办公室作业

办公室作业的训练主要是办公室内部的工作技巧,主要包括珠算、书写、计算机的操作以及资料管理等。患者进行办公室作业的训练可以达到锻炼手和手指灵活度和协调性的目的，并且可以增强记忆力和人际交往沟通的能力。

4.就业前作业

就业前的作业训练就是设定真实或仿真的办公环境，在特定情境下针对患者的具体情况进行个体化训练。就业前作业训练主要包括体能训练、职能训练、工作心态训练等。就业前作业训练可以帮助患者增强体能、掌握工作技巧、提高交际能力，为重返社会打下基础。

（三）文娱与游戏活动作业

文娱与游戏活动作业也是康复治疗中重要的内容之一。治疗师在分析患者的具体情况后，可以安排患者进行文娱或游戏方面的活动。文娱与游戏活动作业主要包括进行书画、手工艺、园艺等成品制作；欣赏音乐、舞蹈、曲艺等艺术作品；开展棋类、球类等文体活动。文娱与游戏活动作业可以帮助患者扩大兴趣爱好，分散注意力，调节心理状态，以更好的心态面对康复治疗。此外，文娱与游戏活动作业的训练还对提高患者的交际能力有很大的帮助。

三、适应证和禁忌证

（一）适应证

作业治疗技术的适应证是包括脑卒中、脑外伤、脑瘫、帕金森症等在内的神经系统疾病；包括类风湿性关节炎、骨质疏松、软组织损伤等在内的运动系统疾病；包括高血压、糖尿病、老年痴呆、冠心病等在内的内科疾病；以及包括精神分裂症、焦虑症、抑郁症等在内的精神疾病。

（二）禁忌证

作业治疗技术的禁忌证包括心脑血管疾病的急性期患者、恶性肿瘤转移倾向者、严重心肺肝肾功能衰竭者和不积极配合治疗的患者。

第六节 康复工程治疗技术

康复工程指的是采用现代先进的科学技术对患者缺失的功能进行补偿,达到帮助残疾者正常生活、工作的一门学科。康复工程是同时涉及医学和工程学的一门边缘性学科。近年来,康复工程的发展随着科学技术的进步越来越迅速。本节将简单介绍几种常用的康复工程工具。

一、假肢

假肢是为了恢复原本的肢体形态和功能,弥补患者肢体残缺和代偿已失去肢体功能而制造装配的人工肢体。

(一)假肢的分类

根据分类标准的不同,假肢可以有不同的分类结果。

(1)按照假肢的结构进行划分:外骨骼式假肢、内骨骼式假肢。

(2)按照假肢的用途进行划分:装饰性假肢、功能性假肢、作业性假肢、运动性假肢。

(3)按照装配的时间进行划分:临时性假肢、正式性假肢。

(4)按照驱动的动力进行划分:自身动力源假肢、外部动力源假肢。

(5)按照解剖的部位进行划分:上肢假肢、下肢假肢(图 4-1 所示)。

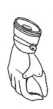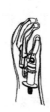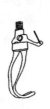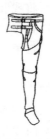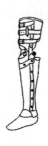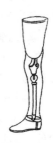

图 4-1 上肢假肢和下肢假肢

(二)假肢的护理

1.假肢装配前的护理

假肢装配前的时期跨度是从患者进行截肢手术后到装配永久性假肢之前。在这一阶段的护理主要以心理准备为主,主要包括四方面的内容。

(1)提供心理支持。

在假肢装配前,医生和家属要对患者进行一定的心理疏导,帮助患者建立心理准备,提高患者对假肢安装后正常生活的信心。

(2)防止残肢肿胀。

为了确保假肢可以正常顺利的进行安装,在安装之前就要保证患者残肢部位不能发生肿胀的现象。为了减轻肿胀、改善静脉回流,对残肢的包扎应该采用弹力绷带,并且每隔四小时要重新包扎一次。

(3)保持残肢功能位。

进行截肢手术之后,要确保残肢不离开功能位,可以进行的操作是将残肢固定在功能位上,并将膝关节保持在伸直位上,防止关节错位、畸形。

(4)尽早功能训练。

为了保持残肢近端关节的活动范围,在截肢手术之后,患者就可以适当进行功能训练。

2.假肢装配后的护理

假肢装配后的护理重点是假肢的穿戴以及残肢保护和假肢维护的工作。

(1)假肢的穿戴。

1)外骨骼式假肢的穿戴:在穿戴壳式假肢之前,要先在残肢上涂滑石粉,在穿好残肢袜或内衬套后将残肢装进假肢接受腔。

2)内骨骼式假肢的穿戴:将布带或丝带缠绕在残肢上,将带子一端从假肢的阀门口拉出,拽拉阀门口带子的同时将残肢装进接受腔,最后压上接受腔的通气阀门。

(2)残端保护和假肢维护。

为了保证假肢安全、长期的使用和残肢的健康,患者要每天清洗假肢及配件,并且随时观察肢体残端的皮肤变化,防止出现血液循环异常、皮肤擦伤等现象。

二、矫形器

矫形器是指在人体四肢、躯干等部位装配的辅助神经肌肉和骨骼系统功能特性或结构的体外使用装置。矫形器主要是为了帮助患者改善身体机能、固定病变肢体、稳定关节、预防畸形。

（一）矫形器的分类

按照不同的分类标准,矫形器也有不同的划分结果。

（1）按照所用材料进行划分:塑料矫形器、金属矫形器、木质矫形器、皮质矫形器。

（2）按照治疗疾病进行划分:小儿麻痹矫形器、马蹄足矫形器、脊柱侧弯矫形器、先天性髋脱位矫形器、骨折治疗矫形器。

（3）按照使用目的进行划分:临时用矫形器、保护用矫形器、步行用矫形器、夜间用矫形器等。

（4）按照装配部位进行划分:上肢矫形器、下肢矫形器、脊柱矫形器、矫形鞋。图 4-2 分别是上肢矫形器、下肢矫形器以及颈矫形器。

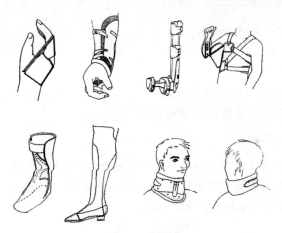

图 4-2　上肢矫形器、下肢矫形器、颈矫形器

（二）矫形器的护理

矫形器的护理同假肢一样,分为装配前的护理和装配后的护理。

1.矫形器装配前的护理

矫形器装配之前的护理主要包括两方面的内容:

（1）做好心理准备　在装配矫形器之前,医生应向患者及其家属详细介绍矫形器的用途和工作原理等,帮助患者了解矫形器的知识,消除心理恐惧,为矫形器的装配做好心理准备。

（2）指导患者着装　为了方便矫形器的装配,医生应提前告知患者穿着袖口或裤腿尽量大的服装。

2.矫形器装配后的护理

矫形器在装配之后,首先,患者需要掌握矫形器的穿戴方法;其次,患者应穿戴矫形器进行体能训练,包括肌力训练、起立、行走、保持身体平衡等;第三,为了保证患者接触矫形器的部位的清洁和健康,患者应坚持每天对局部皮肤进行清洗并保持干燥;最后,为了延长矫形器的使用寿命,应经常清洗矫形器并保持矫形器的干燥,每隔三个月或半年随访一次医生,对矫形器的效果和病情的康复情况进行检查和调整。

三、轮椅

轮椅可以帮助残疾者完成正常行走,是丧失部分或全部行走能力的残疾人外出活动必备的交通工具。

(一)轮椅的种类及结构

1.轮椅的种类

根据轮椅适用范围和用途的不同,轮椅主要被分为普通轮椅、儿童轮椅、电动轮椅、站立式轮椅以及体育运动轮椅等。

2.轮椅的结构

不同的轮椅在结构上也会存在一定的差异,这里介绍的主要是普通轮椅的结构。普通轮椅主要由轮椅架、轮、椅座靠背、刹车以及脚踏板五部分组成。如下图 4-3 是轮椅的基本结构。

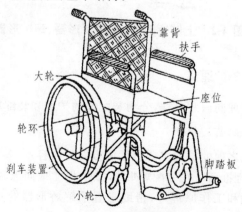

图 4-3　普通轮椅的基本结构

(二)轮椅的使用训练

轮椅的使用和训练主要包括五部分的具体内容。

(1)患者在轮椅上正坐,进行正确的坐姿练习。

(2)患者可以借助哑铃等在轮椅上完成上肢肌力和耐力的训练。

(3)患者在轮椅上可以每隔15～20分钟进行一次臀部减压训练,具体做法是把手放在轮椅扶手或轮上,让臀部保持15秒左右的悬空。

(4)患者要进行轮椅的操纵训练,练习操控轮椅的前进、后退、转向等,保证可以在没有其他人的协助下独立使用轮椅。

(5)最后,患者还要进行在轮椅和床之间的转移训练。

四、助行器

助行器是一种辅助人体支撑体重并帮助人们实现站立和行走的工具。助行器主要适用于瘫痪患者、下肢肌肉功能损伤的患者以及肌力弱的老年人。

(一)助行器的分类

助行器根据工作原理和功能的差异可以分为以下两种。

1.拐杖

拐杖根据其结构和使用方法的不同,可以分为手杖、肘杖、腋杖和前臂支撑杖四种。下图4-4是拐杖具体分类的示意图。

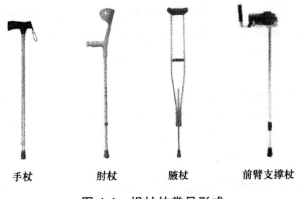

手杖　　肘杖　　腋杖　　前臂支撑杖

图4-4　拐杖的常见形式

(1)手杖。

手杖根据结构的不同可以分为单脚手杖和多脚手杖,单脚手杖适用于上肢力量健全且握力好的患者;而多脚手杖比较适用于平衡能力较差且四肢力量较弱的患者。运用多脚手杖可以比运用单脚手杖为患者提供更多的力量支持。下图4-5为常见的几种手杖。

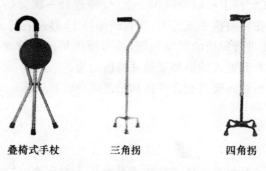

叠椅式手杖　　　　三角拐　　　　　四角拐

图 4-5　手杖的常见形式

(2)肘杖。

肘杖的结构主要包括一个立柱、一个手柄和一个向后倾斜的前臂支架,肘杖由于其支撑架上部的肘托正好位于使用人肘部的后下方,因此得名。肘杖又可以称为前臂杖或洛氏拐。肘杖可以单用,也可以成对使用,主要适用于手握力和前臂力较弱却不用用腋杖的患者。

(3)腋杖。

腋杖的主要结构包括腋垫、拐托、把手、侧弓、伸展杆、橡皮拐头、调节螺丝以及螺栓,具有高稳定性的特点。腋杖通过将腋垫地主患者胸壁来帮助患者实现平衡的把握。为了避免腋杖长期使用导致患者的腋窝处出现压迫神经的现象,患者可以在拐托上安装海绵套。腋杖主要适用于截瘫患者以及外伤较为严重的患者。

(4)前臂支撑杖。

前臂支撑杖又称平台杖或类风湿拐,主要结构包括平台式前臂托以及把手,主要适用于手关节严重受伤的患者、类风湿患者以及手部有严重外伤或手部不宜负重过多的患者。

2.助行架

助行架是另一种助行器,是一种三边形的由铝合金材料制成的金属框架。助行架根据用途的不同可以分为步行式助行架和轮式助行架两种,主要适用于下肢功能受到严重伤害、行走时不能掌握平衡的患者。助行架主要通过将患者保护在其中来帮助患者支撑体重和完成行走。常见的助行架如下图 4-6 所示。

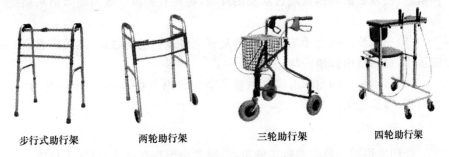

步行式助行架　　　两轮助行架　　　三轮助行架　　　四轮助行架

图 4-6　常见的助行架

助行架在使用过程中也有注意事项,在使用步行式助行架时,需要注意将架子提起前进;而使用轮式助行架时不需要提起架子,也不需要其他的特定步骤就能完成行走。因此步行式助行架主要适用于上肢功能较好的患者,而轮式助行架主要适用于上肢能力欠佳的患者。

(二)助行架的康复护理

在使用助行架进行康复护理时,患者及其家属以及治疗师需要注意以下几部分内容。

1.心理护理

在一开始使用助行器的时候,患者难免会出现紧张、恐惧的心理,这时治疗师要注意对患者进行心理疏导,帮助患者建立对助行器的正确认识,从而建立起对训练和康复的信心。同时,患者家属也要给予适当的陪伴和支持。

2.指导选择助行器

每种助行器都有不同的适用范围。治疗师要针对每个患者的不同状况和具体情况,帮助患者选择最适合的助行器,以达到最佳的康复效果。

3.指导使用助行器

治疗师要根据患者具体选择的助行器,教会患者具体的使用方法,包括使用助行器行走的正确步态等。在这里,以使用双拐行走为例,治疗师需要教会患者的使用操作具体包括以下几部分:

(1)摆至步。摆至步就是使用双拐先同时向前迈出,然后将身体重心转移到双拐上,最后将双腿摆至双拐后方的过程。

(2)摆过步。摆过步同摆至步的过程大致相同,首先使用双拐同时向前迈出,然后将重心转移到双拐上,最后的过程与摆至步不同,是将双腿用力向前摆,使双足的着地点超过双拐的连线,再将双拐再一次向前迈出从而获得平衡。

(3)三点步。三点步的操作过程是首先将双拐向前迈出,然后将患病的腿迈出,最后迈出健康的腿。

(4)四点步。四点步的操作过程是首先迈出左拐,然后迈出右足,再迈出右拐,最后迈出左足。

4.预防压疮

长期使用助行器帮助行走的患者,通常会出现在腋下、肘部等身体部位产生压疮的现象。因此,患者应该注意对这些部位进行保护,可以通过增加受力位置的护垫厚度来起到保护身体的作用,防止身体局部位置受压。同时,患者应注意皮肤的清洁和护理,注意观察局部皮肤颜色的变化,一旦发现异常要及时处理。

5.安全教育与注意事项

在指导和帮助患者使用助行器时,治疗师要注意加强保护措施,避免患者在使用中出现安全问题。

同时,患者在使用助行器时,也要注意以下事项:

(1)使用助行器帮助行走时,要保持良好的行走姿势,将助行器保持在足前外侧至少 10 cm 的位置。

(2)使用步行式助行架时,为了避免助行架发生向前滑行的状况,患者应提起助行架向前移,并且在使用助行架帮助行走时,不要紧靠前横杆,这样可能会导致患者因重心不稳而出现跌倒的情况。

第五章 康复护理的基本技术

康复护理技术是康复护理学的核心内容之一。科学的体位转移、排痰、呼吸训练、心理支持、沟通训练、日常生活技能的训练等护理技术直接关系到患者的康复效果。因此，护理人员有必要对这些护理技术进行深入的学习和研究，以帮助患者早日战胜病痛，开始新的生活。本章我们将对这些护理技术进行详细的介绍。

第一节 体位与体位转换技术

一、体位

(一)体位的含义

体位一般指人的身体位置和身体姿态，体位一次应用在临床上通常指的是根据治疗、护理和康复的需要所采取并能保持的身体姿势和位置。在临床上，体位包括卧位和站位，比如：仰卧位、侧卧位、半卧位、坐位、俯卧位、膝胸卧位、截石位、头低足高位、头高足低位等。在病员进行康复治疗时，我们主要涉及到不同卧位的选择，主要根据是疾病的特点，如脑卒中等上运动神经元损伤的患者，所采取对抗痉挛模式的体位，可有助于防止或减轻痉挛；烧伤后采取抗挛缩的功能体位可减轻因畸形而造成的活动障碍。

(二)基本体位

1.仰卧位

(1)处于仰卧位时，病员的下肢可以将双足紧抵在蹬板上，可以有效地防止足下垂。处于仰卧位时，足跟应呈悬空状放在足蹬板与垫子之间的空隙处，脚趾朝上，以防压疮。另外在进行仰卧位康复时，应将病员的两小腿置于中位,在股骨大粗隆处的下方垫一小枕或其他倚靠物,以防髋外旋畸形。

(2)上肢根据病情可选用如下三种功能位置,亦可轮换放置。

位置 1:肩部外展 90°,稍内旋,屈肘呈 90°,前臂稍旋前。

位置 2:肩部外展 90°,或以上,外旋到无不适感的最大角度,屈肘呈 90°,前臂旋前。

位置 3:肩稍外展、肘伸直,前臂旋后,掌心向上,患侧上肢下垫一小枕,使其高于心脏水平,预防局部水肿。

(3)腕及手应保持腕关节从中位至充分伸展位的活动和掌指关节全范围的活动,其次是掌指关节的屈曲及拇指对掌等运动。手指挛缩的患者,可用掌面夹板使指间关节伸直。

位置 1:腕伸直,手指的指间关节和掌指关节处,部分屈曲,拇指外展、对掌、并于指间关节处稍屈曲,如手握小布卷。

位置 2:除手指的指间关节处及掌指关节处置于伸位外,余同位置 1。

2.侧卧位

对于偏瘫患者,病员可以采取侧卧位,也可以采用仰卧位。截瘫和四肢瘫的患者,可以两侧轮流侧卧,处于上方的下肢呈髋、膝屈曲位,用枕头将两下肢隔开。接触床的上肢外旋及部分伸展。处于上方的上肢向胸前伸出。

3.俯卧位

为了缓解肩、背等部位的压力和疲劳,如果患者心、肺及骨骼情况允许,可采用俯卧位,从而达到缓解肩、背、腰压力和疲劳的效果。另外,采用该体位可以使髋关节得到充分伸展,减轻身体后部骨隆突起处软组织的压力。俯卧位通常适合臀部、背部有褥疮的病员和患者。但不易被一般患者所接受。

4.翻身

翻身可以保证身体各处保持良好的通风,防止因为相同部位长期处于同一状态。一般情况下,每 2 小时患者就需要翻身一次。但在实际操作中,医护人员必须根据患者的实际病情,即皮肤的敏感性以及受压体位的耐受性,合理调整间隔时间,某些体位受压部位较敏感需减少持续时间,每 1.5 小时可以翻一次身,如果受压迫部位不太敏感那么可延长至 2.5~3 小时。另外需要注意的是,一般日间翻身次数可多些,夜间为保证睡眠可适当减少翻身次数,但仍应以病情允许为基本参考标准。

5.坐位

长期卧床患者坐起时,会有倾倒现象。为保持身体平衡可以先用靠背架支持或端坐在靠背椅上。待其坐稳后,向左右、前后轻推患者,以训练其平衡能力。截瘫患者,上肢肌力尚存,可以进行坐起训练。偏瘫患者坐起时先取平卧位,用健侧手将患肢从腕部提起,横放于腹部。将健侧足放在患侧腿的膝部下面,随即健侧足向下滑动至患侧踝部。然后用健侧腿和足使患侧腿稍屈曲并抬起,保持这种足支撑位,用健侧手抓住床扶手,同时向健侧翻身,准备坐起。当患者将腿移过床沿时,抓紧并拉住床扶手,将自己的身体摆动到坐位。坐起后,将两脚分开,踏到地上,以维持平衡。这些动作需要患者充分利用重力和惯性,连贯地完成。由坐位至卧位,程序与上相反。护理人员或陪伴家属则应密切监护,以防意外发生。患者不能独立完成起坐运动时,也可在床上系带,训练其用健侧手拉带坐起。

6.立位

当患者能够坐稳,两侧或一侧下肢肌力允许时,可进行起立动作及立位平衡训练,起立后要注意扶持,避免发生意外。偏瘫患者站立时,首先将身体重心放在健肢上,两足分开3cm左右,站稳后将身体重心逐渐移向患肢,待平衡后,再将两足分开,做轮流负重训练。转换方向时,将患侧下肢抬起,以健侧足跟为轴可向外旋转,以健侧足尖为轴可向内旋转,然后将两腿并齐。训练时应特别注意安全,尤其对高龄者、肥胖者和肌力较弱的患者,早期应给予辅助,以后逐步减少辅助。防止摔倒、骨折或关节脱位等事故。视病情可给予单拐或双拐辅助。

二、体位转换

顾名思义,体位转移就是身体位置或姿态的转换,在临床上来讲体位转换是指通过一定的方式改变身体的姿势或位置。定期的体位转移对身体有很多好处,比如促进血液循环,预防因静止卧床而引起的坠积性肺炎、压疮、肌肉萎缩、关节挛缩和深静脉血栓等并发症的发生,最大限度地保持各关节活动范围等。另外,在患者的康复护理中,有些病痛的缓解或者身体机能的恢复,也必须依靠体位转移的配合才能完成。因此我们应该认识到,体位转移对于保障康复和促进康复效果具有极其重要的意义。

第二节　正确转移技术

一、体位转换的要求

（1）体位的转换的基本目的是配合患者的康复训练，因此任何形式的体位转换不能妨碍临床救治，使病情恶化。通常情况下，患者应该积极配合医疗或护理人员的康复方案，选择适当的体位及转换的方式、方法和间隔时间。

（2）在体位转换前，应向患者及家属说明体位转换的目的和要求，取得其理解和积极的配合。

（3）在体位转换的过程中，护理人员要保证自己动作的协调、轻稳，不能强行拖拽，并在语言上对患者进行鼓励，以尽可能激励其发挥自己的残存能力。对使用导尿管和引流管的患者，为防脱落，应先固定好导管，并注意保持导管的通畅。

（4）护理人员在对患者进行体位转换操作时，应注意仔细观察患者全身皮肤情况，有无出血点或斑块，局部皮肤有无压痛或破溃以及肢体血液循环情况等，如果发现异常要及时处理，并适当缩短体位转换的间隔，必要时向医疗人员寻求帮助。

（5）体位转换后，要确保患者体位舒适、安全，并保持肢体的正确体位。必要时使用软枕、棉被、海绵垫等支撑。

二、体位转换的方式

根据体位转换完成过程中患者主动用力程度及辅助者的帮助程度，可将体位转换分为被动体位转换、助动体位转换和主动体位转换三种，下面我们对着三种方式进行简单的介绍。

（一）被动体位转换

被动体位转换是指患者没有任何行动能力，甚至是失去意识的前提下，完全依赖康复人员或患者家属外力搬动并利用支撑物保持身体的姿势和位置。支撑物常用物包括：软枕、砂袋、棉被、浴巾、沙发靠垫等。

（二）助动体位转换

助动体位转换是指患者个人有一定的行动能力，在不同程度的外力协助下，通过患者主动努力而完成体位的转变，并在一定的位置上保持住身体的姿势和状态。助动体位的转换在一定程度上体现了患者个人的意愿。

（三）主动体位转换

主动体位转换是指患者具有足够的行动能力，在不需要任何外力辅助的情况下，能够按照自己的需求或意愿，或者为了配合检查、治疗及护理需要，通过自己的能力随意转移并保持身体的姿势和位置。

三、正确的体位转换及其训练

体位转换是一种具有重要预防和治疗意义的活动，临床治疗护理过程中，要根据患者的病情和康复需求，正确合理地给予患者指导和帮助。体位转换包括翻身、从卧位到坐位、从坐位到站位及从轮椅到床等类型。

（一）翻身

翻身是患者开始自理生活的第一步，因此在患者的配合下，无论是其利用残存的肢体能力带动瘫痪肢体独立完成，还是在康复人员的辅助下完成都需要科学的方式方法，否则可能会适得其反，使情况更加恶化。

1. 脊髓损伤患者的翻身

（1）全辅助翻身。

全辅助翻身的具体操作如下：

1）将床单卷起，至患者的体侧，一人固定患者头部；

2）听口令一起将患者移向一侧，将翻向侧上肢外展；

3）听口令一起将患者翻向一侧，在背后、头、双上肢和下肢间垫上枕头。

（2）独立翻身。

独立翻身的具体操作如下：

1）双上肢向身体两侧用力的摆动，头转向翻身侧；

2）同时双上肢用力甩向翻身侧，带动躯干旋转而翻身；

3）位于上方的上肢用力前伸，完成翻身动作。

2. 偏瘫患者的翻身

（1）两人协助患者翻身。

两人协助患者翻身的具体操作是：

1)将患者仰卧,双手置于腹上或身体两侧;

2)护士站在床的同侧,一人托住患者颈肩部和腘部,另一人托住患者臀部和腋窝两人同时抬起患者,然后分别扶住肩、腰、臀、膝部,轻推患者转向对侧;

3)整理床铺,使患者舒适并维持良肢位。

(2)一人协助患者翻身。

一人协助患者翻身的具体操作如下:

1)将患者仰卧,双手交叉相握于胸前上举或放于腹部,双膝屈曲,双足支撑于床面上;

2)护理人员站在病床一侧,先将患者两下肢移向近侧床缘,再移患者肩部,然后一只手扶托肩部,一只手扶托髋部,轻推患者转向对侧。

(3)主动转换法向健侧翻身。

患者主动翻身应按科学的步骤进行操作,以防因动作不当引起机体的损伤,其具体如下:

1)健侧足置于患足下方;

2)患者双手交叉,双侧上肢向头的上方上举(肩关节屈曲约 90°);

3)双侧上肢肘关节伸展,在头上方摆动;

4)双上肢向健侧摆动的同时,利用惯性将躯干上部向健侧旋转;

5)康复护士可协助骨盆旋转完成翻身动作。

(二)从卧位到坐位转换

1.脊髓损伤患者从卧位到坐位转换

(1)从仰卧位到长坐位。

从仰卧位到长坐位的具体操作方法如下:

1)患者仰卧位,双上肢置于身体两侧,肘关节屈曲支撑于床面上;

2)护理人员站于患者侧前方,以双手扶托患者双肩并向上牵拉;

3)指导患者利用双肘的支撑抬起上部躯干后,逐渐改用双手支撑身体而坐起;

4)整理床铺,使患者保持舒适坐位。

(2)从长坐位到仰卧位。

从长坐位到仰卧位的具体操作方法如下:

1)患者长坐位,从双手掌支撑于床面开始,逐渐屈肘改用双侧肘关节支撑身体,使身体缓慢向后倾倒;

2)护理员用双手扶持患者双肩控制速度,缓慢完成从长坐位到仰卧位的转换;

3)整理床铺,使患者舒适并保持良肢位。

2.偏瘫患者从卧位到坐位转换

(1)从仰卧位到床边坐位。

从仰卧位到床边坐位的具体操作方法如下：

1)患者仰卧,将患侧上肢放于腹上,健足放于患侧足下;

2)护理人员位于患者健侧,双手扶于患者双肩,缓慢帮助患者向健侧转身,并向上牵拉患者双肩;

3)患者同时屈健肘支撑抬起上部躯干,随着患者躯体上部被上拉的同时患者伸健肘,用手撑床面,健足带动患足一并移向床沿,两足平放于地面;

4)使患者保持舒适坐位。

(2)从床边坐位到仰卧位。

从床边坐位到仰卧位的具体操作方法如下：

1)患者端坐于床沿,将上肢置于腹部,腿呈交叉状;

2)护理人员位于患者前方,双手扶住患者双肩,缓慢让患者向健侧倾斜;

3)患者健侧上肢屈肘,支撑身体的同时,健侧腿带动患侧腿上抬,护理人员一手协助将患者双下肢移至床上,另一只手仍扶住患者控制身体继续向后倾,自腰部向上至头部依次慢慢放于床、枕上;

4)整理床铺,使患者舒适并保持良肢位。

(三)从坐位到站位转换

1.脊髓损伤患者站起训练

(1)四肢瘫患者的辅助站起。

四肢瘫痪者的辅助站起的具体操作方法是：

1)辅助者用手托住患者的臀部,患者用双上肢勾住辅助者的颈部;

2)辅助者用双膝固定患者的双膝,辅助者重心后移站起时将患者臀部向前上方托起,辅助者抱住患者臀部,使其保持立位。

(2)截瘫患者配戴矫形器站起。

截瘫患者配戴矫形器站起的具体操作方法是：

1)位于轮椅前部,将躯干尽量前屈,双手握杠;

2)双手同时用力,将身体拉起,臀部向前,将髋关节处于伸展位,保持站立。

2.偏瘫患者站起训练

(1)辅助站起患者端坐呈功能位。

辅助站起患者端坐呈功能位的具体操作方法是：

1）双足着地，力量较强的足在后，躯干前倾；

2）护理人员面向患者站立，两足分开与肩同宽，用双膝夹紧患者双膝外侧以固定，双手扶托其双髋或拉住患者腰带，将患者向前向上拉起；

3）患者双臂抱住操作者颈部或双手放在操作者肩胛部，与护理人员一起向前向上用力，完成抬臀、伸腿至站立；

4）调整患者重心，使双下肢直立承重，维持站立平衡。

（2）独立站起。

患者独立站起应根据以下几个要点进行：

1）双足着地，双手交叉，双上肢充分伸展，身体前倾；

2）当双肩向前超过双膝位置时，立即起臀，伸展膝关节，站起。

（四）床、轮椅转换

床、轮椅转换包括床上移动到轮椅以及由轮椅移动到床两个方面的内容。

1. 斜向转移

对于偏瘫患者的斜向移动通常采用该转移法。由床转移到轮椅的具体操作方法是：

1）轮椅靠在床边，停于健侧，与床的长轴呈大约45°角，刹住双轮；

2）健手扶床从床上站起，再用健手扶轮椅远侧扶手，以健腿为轴将臀部转向轮椅，有控制地坐下。

由轮椅转移到床的过程则是相同操作方法的逆向操作。

2. 垂直转移

对于截瘫患者的垂直移动通常采用该转移法。由床转移到轮椅的具体操作方法是：

1）将轮椅正面推向床边，与床的长轴呈90°角，刹车；

2）患者背对轮椅坐在床边，然后双手后伸握轮椅扶手撑起，逐步将臀部和腿移动到轮椅上；

3）打开车闸，略向后移动轮椅，用手将瘫痪的下肢逐一移到脚踏板上，完成转移。

由轮椅转移到床的过程则也是相同操作方法下的一个逆向操作。

第三节　体位排痰技术

　　体位排痰训练根据肺叶的不同位置,选定不同的体位,摆放 10~20 分钟,使淤积于该处的痰沿着支气管,排出体外。体位排痰法操作简便,在缺少必要的医疗手段的情况下具有很高的实用价值。一般来说体位排痰法主要包括以下几个方法(图 5-1,图 5-2,图 5-3 所示)。

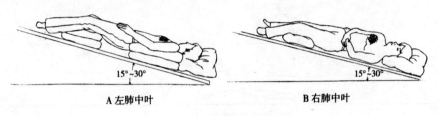

A 左肺中叶　　　　　　　　　　　B 右肺中叶

图 5-1　肺中叶排痰训练体位

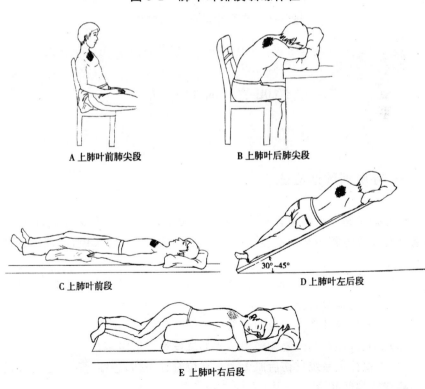

A 上肺叶前肺尖段　　　　　　　B 上肺叶后肺尖段

C 上肺叶前段　　　　　　　　　D 上肺叶左后段

E 上肺叶右后段

图 5-2　肺上叶排痰训练体位

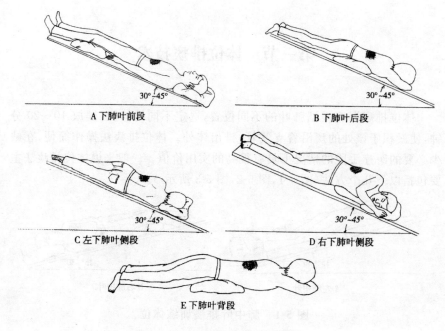

图 5-3　肺下叶排痰训练体位

第四节　呼吸训练

一、呼吸训练适应证

呼吸训练是肺疾病患者整体肺功能康复方案的一个重要组成部分,也是患者在康复过程中必须要接受的一个康复环节。一般来说,其训练的适应证如下:

(1)急性或慢性肺疾病。慢性阻塞性肺疾病、肺炎、肺扩张不全、肺栓塞、急性呼吸窘迫综合征。

(2)因手术或外伤所造成的胸部或肺部疼痛。

(3)支气管痉挛或分泌物滞留造成的继发性气道阻塞。

(4)中枢神经系统损伤后肌无力。高位脊柱损伤,急性、慢性、进行性的肌肉病变或神经病变。

(5)严重骨骼畸形(脊柱侧弯等)。

二、呼吸训练方法

(一)呼吸肌练习

改善呼吸肌的肌力和耐力的过程称为呼吸肌训练,主要是指吸气肌的训练。

1.作用

临床用于治疗各种急性或慢性肺疾病,主要针对吸气肌无力、萎缩或吸气肌无效(特别是横膈及肋间外肌)。

2.方法

呼吸肌训练有 3 种形式,即横膈肌阻力训练、吸气阻力训练、诱发呼吸训练。

(1)横膈肌阻力训练。

1)患者仰卧位,头稍抬高。

2)患者掌握横膈吸气。

3)在患者上腹部放置 1~2kg 重的沙袋。

4)让患者深吸气同时保持上胸廓平静,沙袋重量必须以不妨碍膈肌活动及上腹部鼓起为宜。

5)逐渐延长患者阻力呼吸时间,当患者可以保持横膈肌呼吸模式且吸气不会使用到辅助肌约 15 分钟时,则可增加沙袋重量。

(2)吸气阻力训练。

1)患者经手握式阻力训练器吸气。吸气阻力训练器有各种不同直径的管子提供吸气时气流的阻力,气道管径愈窄则阻力愈大。

2)每天进行阻力吸气数次。每次训练时间逐渐增加到 20 分钟、30 分钟,以增加吸气肌耐力。

3)当患者的吸气肌力或耐力有改善时,逐渐将训练器的管子直径减小。

训练中避免任何形式的吸气肌长时间的阻力训练。如果出现颈部肌肉(吸气辅助肌)参与吸气,则表明膈肌疲劳。

(3)诱发呼吸训练。

1)患者仰卧或半坐卧位,保持放松舒适姿势。

2)让患者做 4 次缓慢、轻松的呼吸。

3)让患者在第 4 次呼吸时做最大呼气。

4)然后将呼吸器放入患者口中,经由呼吸器做最大吸气并且持续吸气数秒钟。

5)每天重复数次,每次练习 5～10 下。

(二)膈肌呼吸(腹式呼吸)

1.机制和作用

呼吸是由脑桥和延髓中的呼吸中枢所控制的,它一定程度上受大脑皮层的调节,因此我们可以通过人为训练来提高其功能。一般来说,在正常的呼吸情况下,膈肌收缩下降可以使胸廓内压减小而主动吸气,由胸廓和肺的弹性回缩而被动呼气,可以说膈肌是肺部呼吸系统的基本动力。但是,当呼吸困难时,膈肌的运动难以满足呼吸的需要,这时候辅助呼吸肌也会参与到人体的呼吸运动中。

膈肌呼吸不是通过提高分钟呼吸量,而是通过增大横膈的活动范围以提高肺的伸缩性来增加通气的。横膈活动增加 1cm,可增加肺通气量250～300ml,深而慢的呼吸可减少呼吸频率和分钟通气量,增加潮气量和肺泡通气量,提高动脉血氧饱和度。另外,膈肌较薄,活动时耗氧不多,又减少了辅助呼吸肌不必要的使用,因而呼吸效率提高,呼吸困难缓解。

2.方法

(1)患者处于舒适放松姿势,斜躺坐姿位。

(2)治疗师将手放置于前肋骨下方的腹直肌上。

(3)让患者用鼻缓慢地深吸气,患者的肩部及胸廓保持平静,只有腹部鼓起。

(4)然后让患者有控制地呼气,将空气缓慢排出体外。

(5)重复上述动作 3～4 次后休息,不要让患者换气过度。

(6)让患者将手放置于腹直肌上,体会腹部的运动,吸气时手上升,呼气时手下降(图 5-4)。

(7)患者学会膈肌呼吸后,让患者用鼻吸气,以口呼气。

(8)让患者在各种体位下(坐、站)及活动下(行走、上楼梯)练习膈肌呼吸。

(三)局部呼吸

局部呼吸临床上适用于因手术后疼痛及防卫性肺扩张不全或肺炎等原因导致肺部特定区域的换气不足。

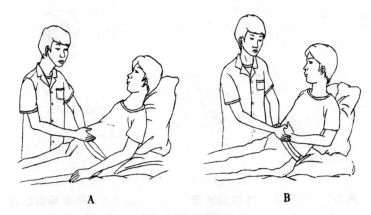

图 5-4　膈肌呼吸

1.单侧或双侧肋骨扩张

(1)患者坐位或屈膝仰卧位。

(2)治疗师双手置于患者下肋骨侧方(图5-5、图5-6)。

(3)让患者呼气,同时可感到肋骨向下向内移动。

(4)让患者呼气,治疗师置于肋骨上的手掌向下施压。

(5)恰好在吸气前,快速地向下向内牵张胸廓,从而诱发肋间外肌的收缩。

(6)让患者吸气时抵抗治疗师手掌的阻力,以扩张下肋。

(7)患者吸气,胸廓扩张且肋骨外张时,可给予下肋区轻微阻力以增强患者抗阻意识。

(8)当患者再次呼气时,治疗师用手轻柔地向下、向内挤压胸腔来协助。

(9)教会患者独立使用这种方法。患者可将双手置于肋骨上或利用布带提供阻力(图5-7、图5-8)。

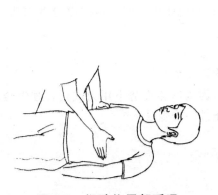

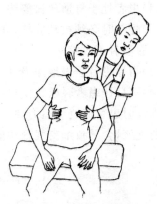

图 5-5　仰卧位局部呼吸　　　**图 5-6　坐位局部呼吸**

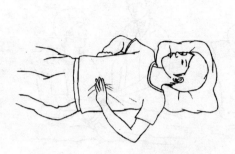

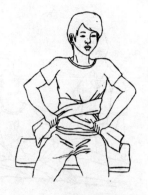

图 5-7 双手施压做肋部扩张   图 5-8 用布带做肋骨
呼吸训练

2.后侧底部扩张

(1)患者坐位,垫枕,身体前倾,髋关节弯曲。

(2)患者双手置于肋后侧。

(3)按照上述的"侧边肋骨扩张"方法进行。

这种方法临床上适用于手术后需长期在床上保持半卧位的患者,因为其分泌物很容易堆积在肺下叶的后侧部分。

(四)吹笛式呼吸

1.作用

可降低呼吸频率,增加潮气量,增强运动耐力。

2.方法

(1)患者处于舒适放松姿势位。

(2)呼气时必须被动放松,并且避免腹肌收缩(将双手置于患者腹肌上,以判断腹肌有否收缩)。

(3)指导患者缓慢地深吸气。

(4)然后让患者轻松地做出吹笛姿势呼气。

训练时患者应避免用力呼气,因为吹笛姿势下用力或延长呼气会增加气道的乱流,会导致细支气管功能进一步受限。

第五节 放松训练

一、放松训练的含义

我们这里所说的放松训练,包括两个方面的内容,即身体肌肉的放松和心理状态的放松。肌肉放松是指非药物性的积极的肌肉松弛,是运动治疗的重要方法之一。关于患者的心理支持与放松等方面的内容我们将在之后的小节中进行详细的叙述,本节我们重点关注身体肌肉的放松。

二、肌肉松弛的方法

临床上常用的松弛方法有两种,一种是自律性训练法,它是从心理性松弛出发,进而消除生理性紧张的方法。实际上是心理治疗的有力手段在运动治疗中的应用。另一种是渐进性松弛疗法,也被称为 Jacobson 松弛疗法,它是从生理性松弛出发并以此作为主要目的。

这两种训练方法虽然在出发点、目的、手段方面有所不同,但通过精神和肉体两者的相互作用,最终可以获得精神和肉体两个方面的松弛。另外,两种方法在训练时的体位与其他训练多半是相同的,没有本质上的差别,主要有以下几个步骤。

（一）准备

在安静无干扰的房间内进行。系在身上的物品,例如皮带、领带或围腰等要放松。姿势开始取仰卧位,熟练后坐在有靠背和扶手的椅子上也可以进行。双下肢分开,双上肢掌心向下内旋位伸直,并稍与身体分离,手和足都不要交叉,如图 5-9 所示。

（二）局部肌肉放松

（1）将腕关节保持背屈数分钟,前臂背侧肘关节感觉到一种模糊、部位不明确的紧张感,如果不能体会到这种肌肉的紧张感,就不能做到以后的松弛。如果体会到紧张感后,一旦停止背屈,手掌就会自然下落,紧张感就会减弱,这种紧张感的消失也就是肌肉松弛。总之,肌肉松弛不是积极地进行松弛,其结果是自然产生的。

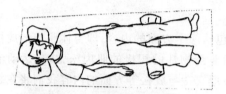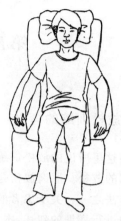

仰卧位

注意枕头要厚,不要让颈部悬浮,
肘、腕、指、膝各个关节采取稍
屈曲位,双下肢稍分开,足稍外旋,
为了让膝关节稍屈,最好将折叠的
布卷放在膝下

椅子坐位

让背部和头部靠在椅子上,
双腕难以放在扶手上时也
可放在下方

图 5-9　肌肉放松训练的准备

(2)再次强烈背屈腕关节,然后反复进行松弛。

(3)在松弛状态下放松 30 分钟。

(4)第二天除反复训练前日腕关节伸肌松弛以外,要做腕关节掌屈,进一步体会屈肌的紧张,进行屈肌松弛训练。

上述训练需每日进行一次,每次 1 小时,反复练习。

(三)全身肌肉松弛放松

在局部肌肉松弛训练的基础上,逐渐增加关节的屈肌松弛训练。然后是伸肌松弛训练,而且也扩展到左上肢、左下肢、右上肢、右下肢、胸部、颈部、面部等。一旦适应了,那么只要让一部分肌肉进行松弛,已经受过训练的其余部分也同时得到松弛。虽然局部的训练可以达到局部松弛目的,但是康复最好是达到全身松弛。

(四)确认松弛的肌肉

完全松弛的肌肉在被动运动时完全没有阻力。将上下肢抬起后,一松手就沉甸甸地下落。

第六节　日常生活技能训练

一、日常生活技能训练的基本方法

（1）日常生活的基本技能,是每个患者在康复期间必然会遇到的一个问题,这个阶段的训练护理人员应先将日常的活动动作分解成比较简单的运动方式,由易到难,并结合晨间护理,进行床边训练,循序渐进,才能达到最好的康复效果。

（2）科学选择看康复方法,控制好康复训练的强度,保证患者能够稳步的恢复自己日常生活的各项技能。

（3）在患者的日常生活技能训练中,护理人员应充分考虑患者的实际生活的情况以及身体状况安排训练。

（4）如果患者存在肌力不足或缺乏协调性时,可以先做一些准备训练,如加强患侧手指肌力的训练。

（5）结合患者的实际情况,在条件允许的情况下,可应用自助具作为辅助手段来强化康复效果,如应用为残疾人特制的辅助用具、器皿、家具、衣服等。

二、日常生活技能训练的注意事项

（1）在患者的日常生活技能训练中,护理人员应细致地观察患者的实际活动能力和恢复状况,从而制订出最切实可行的训练计划。

（2）训练应按医嘱进行,注意循序渐进,切忌急躁,注意保护,以防意外。

（3）由于身体或者心理因素的影响,患者在完成一项技能恢复作业时,可能要花费很长时间,护理人员必须要有耐心。

（4）由于残疾程度不同,可适当地为患者选择辅助用具,故需要发挥护理人员的聪明才智,必要时需对环境条件作适当的调整。如将台阶改为斜坡、除去门栏等障碍物等,以便于使用轮椅者活动。

（5）康复训练失败的原因是多方面的,但最主要的是残疾者缺乏恢复的信心。如果患者有一个良好的心态去面对事实,从早期开始对生活上的一些小动作和基本生活能力进行训练,患者有很大的机会能够获得一定程度上的恢复,将自己的生活能力提高。因此,在康复训练中护理人员应该把握患者的心理变化,帮助其建立起独立生活的信念,使他们对康复治疗充满信心,从而顺利地完成康复训练计划。

三、具体的训练方法

(一)进食训练

1.进食训练的意义

营养是维持生命的重要条件之一,它对处于病患期间的人来说非常重要,充足、科学的营养搭配可以很好的帮助患者恢复身体的各种机能。饮食是摄取营养的基本途径,如果康复的身体存在着功能上的障碍,那么其进食和营养的补充就必然会受到不同程度的影响,如果不及时解决这个问题会造成患者的体力不支,难以承担各种康复训练,影响康复训练的进行和康复效果。

2.餐具使用、进食姿势的训练

(1)进食的体位训练。

进食体位的训练与我们之前讲到的体位转换有比较密切的联系,最简单的进食体位动作是从仰卧位变为坐位,当然每个患者的伤残程度都不一样,因此在进食体位的选择上应该根据患者自身的情况针对性的选择训练的方法。如训练患者应用健侧手和肘部的力量坐起,或由他人帮助和用辅助设备等坐起。维持坐位平衡训练,做到坐好、坐稳。

(2)抓握餐具训练。

抓握餐具是进食训练的一个基本组成部分。康复训练刚开始的时候,患者的身体条件可能不太适应直接的训练,我们可以让其先练习抓握木条或是橡皮,增强患者的手部适应能力,之后在用勺子或筷子。部分丧失抓握能力的患者、协调性差或关节活动范围受限的患者通常无法使用普通餐具,这时应将餐具加以改良,如特制碗碟,横把或长把勺等。

(3)进食动作训练。

进食动作的训练应该根据患者的身体和适应状况循序渐进,通常是先训练手部动作和模仿进食,然后再进一步训练进食动作。

(4)咀嚼和吞咽训练。

吞咽困难者在意识清醒时,确定无误咽并能顺利喝水时,可试行自己进食。先用糊状食物、稀粥等,逐步从流质到半流质再到普食,从少量饮食过渡到正常饮食。

3.注意事项

(1)为患者创造良好的用餐环境可以有效地提升其进行生活技能恢复时的愉悦程度,提高患者进行日常康复训练的积极性和主动性。

(2)提供适宜的饮食种类,丰富多样的饮食可以有效地刺激患者的食欲,尤其是色、香、味俱佳的饮食。另外,在食物状态的要求上,护理人员要根据患者的营养需求和饮食禁忌选择适合的食物。

(3)保证足够的营养成分和足量水分摄入根据康复对象的体重、每日康复训练对体力的消耗程度以及消化吸收能力状况,随时调整其饮食的质和量,以保证足够的营养成分和足量水分摄入。

(4)给予必要的护理援助,对不能独立完成进食动作的康复对象,必须给予一定的护理援助和必要的助具协助进食动作的完成。

(5)控制进食训练时间一般每餐进食训练的时间控制在45分钟左右为宜,如果康复对象出现疲乏或失去兴趣,应停下来休息或者采取少食多餐的方法来解决。

(二)更衣训练

1.更衣训练的意义

更衣也是患者康复训练的一个重要组成部分,因为衣物不仅是防寒保暖、保持身体舒适的一种调节方式,同时也是人体个性表现的一种形式。因此,衣物的穿脱,是日常生活活动不可缺少的动作。对于身体功能障碍而不能完成衣物穿脱动作的康复对象,护理人员应该悉心指导,帮助他们学会如何利用残存功能完成穿衣、脱衣的动作。

2.更衣训练的方法

(1)穿、脱开身上衣。

穿衣时,先用健侧手找到衣领,将衣领朝前平铺在双膝上,将患侧袖子垂直于双腿之间,患手伸入袖内—将衣领拉到肩上—健手转到身后将另一侧衣袖拉到健侧斜上方—穿人健侧上肢—系好扣子。

脱衣时,应将患侧脱至肩以下—拉健侧至肩下—两侧自然下滑甩出健手—再脱患手。

(2)穿、脱套头上衣。

穿衣时,患手穿好袖子拉到肘以上—再穿健手侧的袖子—最后套头。

脱衣时,先将衣身脱至胸部以上—再用健手将衣服拉住—在背部从头脱出—脱出健手—最后脱患手。

(3)穿、脱裤子截瘫患者穿裤。

先取坐位,将下肢穿进裤子,再取卧位,抬高臀部,将裤子提上,穿好。如为偏瘫患者,穿裤子时应取坐位,将患腿屈膝、屈髋放于健腿上—套上裤腿拉至膝以上,放下患腿—健腿穿裤腿,拉至膝以上—站起向上拉至腰部—整理。脱裤时与上面动作相反,先脱健侧,再脱患侧。

(4)穿、脱袜子和鞋。

患者双手交叉将患侧腿抬起置于健侧腿上—用健手为患足穿袜子或鞋—将患侧下肢放回原地,全脚掌着地,重心转移至患侧—再将健侧下肢放在患侧下肢上方—穿好健侧的袜子或鞋。脱袜子和鞋与穿袜子和鞋顺序相反。

3.注意事项

(1)穿脱衣裤、鞋袜等训练,对穿戴假肢的患者注意配合假肢的穿戴。

(2)衣物穿脱动作的训练,必须要在掌握坐位平衡的条件下进行。

(3)在衣物的选择上,应当选用大小、松紧、薄厚适宜,易吸汗,又便于穿脱的衣、裤、鞋、袜,以利于训练中动作自如,穿脱方便。

(4)如患者活动范围受限,穿脱普通衣物困难时,应设计特制衣服,宽大的,前面开合式衣服。如患者手指协调性差,不能系、解衣带或纽扣时,可用拉链、摁扣等,以方便患者使用。

(5)有双上肢功能障碍者,需要给予一定的协助。

(三)个人卫生及入浴训练

1.个人卫生及入浴训练的意义

人体的清洁是保证身心健康的重要措施之一,特别是全身皮肤和黏膜的清洁,对于体温的调节和并发症的预防更具有重要的意义。另外,个人卫生如何,特别是头面部的清洁和衣着的整洁也影响着人的精神状态和人的社会交往活动。因此,无论从生理上、心理上、还是社会上,清洁都是人不可缺少的需要。对于患者来说,由于受到身体条件的限制对这些事情难以自理,这对他们回归社会是个很大的障碍。

2.个人卫生及入浴训练的方法

(1)洗脸、洗手、刷牙。

将脸盆放于康复对象前方中间,用健手洗脸、洗手。拧毛巾时,可将毛巾绕在水龙头上或患侧前臂上,用健手将其拧干。洗健手时,需将脸盆固定住,患手贴脸盆边缘放置(或将毛巾固定在脸盆边缘),擦过香皂后,健侧手及前臂在患手(或毛巾)上搓洗。

借助身体将物体固定的方法(如两膝夹住)用健手将牙膏盖子打开,再使用健手刷牙。

(2)洗澡。

盆浴时,浴盆内、外各放一把椅子。患者坐在浴盆外的椅子上(最好是高度与浴盆边缘相等的木质椅子),先用健手把患腿置于盆内后,再用健手握住盆沿,健腿撑起身体前倾,患者移至盆内椅子上,再把健腿放于盆内。另一种方法是:患者将臀部移向浴盆内坐稳,将盆外的健腿放入盆内,然后帮助患腿移入盆内。

淋浴时,患者可坐在椅子上或轮椅上,先开冷水管,再开热水管调节水温。洗澡时可以用健侧手持毛巾擦洗或用长柄的海绵刷擦后背。如患侧上肢肘关节以上有一定控制能力,可将毛巾一侧缝上布套,套在患肢上协助擦洗。毛巾拧干的方法是将其压在腿下或夹在病侧腋下,用健手拧干。

(四)排泄训练

1.排泄训练的意义

排泄是指人体新陈代谢的废物,通过排泄器官排出体外的生理功能,主要是以便、尿、汗、分泌物等形式将废物带出体外。排泄不仅是维持生命的重要过程,而且也是人体生理功能的情报反映来源之一。排泄功能的自理,是随着年龄的增长,其自控能力逐步建立起来的。康复对象有排便功能障碍者,对不能自控排便的状态会感到十分苦恼。因此通过康复护理措施,使其排泄障碍得到改善,这对于康复对象的全面康复,回归社会具有十分重要的意义。

2.排泄训练的方法

(1)乘轮椅入厕训练。

康复对象的轮椅靠近座便器—关好刹掣—旋开脚踏板—身体移向轮椅座前沿—健侧靠近扶手,站起转向,将两腿后面靠到坐便器的前缘,站稳—解开裤子,并脱到臀部以下(但不要过膝),再坐到坐便器上。便后清洁时,臀部与手呈反方向移动,以利于擦拭,之后用手拉裤子,站起整理。再按上述相反的动作坐到轮椅上返回。

(2)排便功能训练。

便秘是排便功能障碍的常见表现。有排便功能障碍者首先应注意平时饮食中多摄入高纤维的食物;有足够的饮水量;养成按时排便的习惯,还要注意有合适的排便姿势和环境。

排便功能训练可采取以下方法:

1)手法按摩腹部促进肠蠕动而排便。

2)无排便能力的,可采取"手法摘便",即护理人员或康复对象本人带指套蘸取润滑油,在肛门内做环状刺激后将大便掏出,动作要轻柔,切勿造成损伤。

3)必要时配合使用通便栓剂。

（五）修饰训练

修饰活动包括洗手、洗脸、拧毛巾、刷牙、梳头和做发型、化妆、刮胡子、修剪指甲等。

当病人血压、脉搏、体温等全身症状稳定;具有坐位平衡和转移的能力（在轮椅上坐位能坚持30分钟以上）;健侧肢体肌力恢复到可独行修饰,可对病人进行修饰训练。根据病人的功能状况水平不同,训练的内容及可选用的辅助用具或设备也不同。

1.上肢和颈部关节活动受限、肌力低下者的修饰方法

健手辅助患手进行梳头;将前臂置于较高的平面上以缩短上肢移动的距离;用嘴打开盖子;用双手握住杯子、牙刷、剃须刀、梳子等;使用按压式肥皂液。同时可选用的适应性辅助用具或设备有:抗重力辅助上肢支持设备（活动性前臂支持板、悬吊带）辅助病人移动上肢至头面部;假肢;机械式抓握—释放矫形器;多功能固定带（万能袖带）;手柄加粗牙刷、梳子;手柄加长或成角的牙刷、梳子;带有吸盘的刷子或牙刷固定在水池边刷手或刷假牙（图5-10）;带有固定板的指甲刀（图5-11）。

2.上肢和颈部协调障碍者的修饰方法

一侧上肢固定另一侧上肢或同时使用双上肢;在洗脸、刷牙以及梳头时,将躯干、肘、腕部靠在水池边以保持上肢稳定;使用按压式肥皂液。同时可选用的适应性辅助用具或设备包括:增加阻力的用品、用具或设备;使用电动牙刷、电动剃须刀;固定在水池边,用于洗手和洗指甲的刷子;安装在轮椅上或床旁的饮水设备。

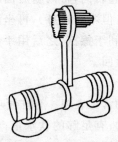

图 5-10　可固定的刷子

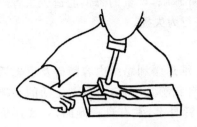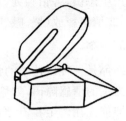

图 5-11 固定好的指甲刀

3.一侧上肢或身体障碍者的修饰方法

可选择以下方法开瓶盖:将容器夹在两腿之间;可将毛巾绕在水龙头上,用健手拧干。同时可选用的适应性辅助用具或设备:刷子和牙刷固定在水池边,用于洗手、洗指甲和刷假牙;将大号指甲刀固定在木板上修剪健侧手指的指甲。

第七节 心理支持与沟通技术

一、伤残后患者的心理问题和心理需求

(一)伤残后患者的心理问题

身体残疾给患者带来的不仅是身体的诸多痛苦和不便,还会带来和引起各种社会问题和一系列心理问题,如自卑、焦虑、抑郁、悲哀和绝望等,这些都将严重地影响他们回归社会。

1.焦虑

患者对于自身健康或客观事物做出过于严重的判断和体验就是焦虑,焦虑是预料将要发生某种不良后果时的一种紧张不安,表现为全身不适、失眠、食欲下降、消瘦乏力、无助感和对情境的模糊感。高度焦虑不仅可以增加生理和心理上的痛苦,而且还会对康复产生不利的影响,如患乙型肝炎的患者,担心自己是否会患肝癌,担心是否容易传染给他人等。

2.恐惧

面临危险时所产生的害怕感,比如急性心肌梗死、哮喘急性发作时的患

者可产生恐惧,害怕独处,甚至不敢熄灯睡眠,严重的恐惧能造成患者坐以待毙,或情绪释放(哭、喊、唱、跳、闹)等行为失控。

3. 抑郁

抑郁是一种以持续的情感低落、思维迟缓和思维内容障碍及意志活动减少为主的情感障碍,如愉快感丧失,自我感觉不良,对日常生活的兴趣缺乏。抑郁往往发生在有严重疾病的患者身上,常有自责倾向,自我评价降低,认为活着毫无意义,严重的抑郁者可萌生消极轻生念头,故对有抑郁情绪的人应当深入了解有无消极厌世观念,严密观察与抑郁有关的心理、生理症状,防止意外发生。

4. 激动、易怒

患者情感脆弱、情绪波动、易激惹、容易发怒、容易伤感,表现为心烦意乱,有时哭泣,有时莫名地愤怒,常因小事发火,事后又后悔不已。过度愤怒可丧失理智,失去自控而导致不良后果,如果情绪既没有机会在攻击性行为中得以发泄,又未得到及时疏导化解,则对健康十分不利。

5. 敏感、猜疑

患者主观异常感觉增强,对自然环境的变化及他人言语敏感、猜疑、反感,对医生和家属察言观色,怀疑是否隐瞒病情,同时主观体验增强,对身体器官信息特别关注,耐受力下降,常有躯体不适感。

6. 孤独、寂寞

患者患病后情绪低落、紧张,与周围人群难以融洽相处,沉默寡言,思念亲人,渴望亲人陪伴。

7. 否认、固执

否认是残疾者的一种消极防御心理,当难以承受的恶劣病情袭来时,自我否认可以避免过分的焦虑与恐惧,在一定程度上起自我保护作用,但在许多情况下又起贻误病情的消极作用。主要表现为否认医生的诊断,固执己见,坚信自己的感觉,有时还表现为不承认患病的现实,拒绝治疗等。

8. 依赖

患者在患病后受到照料,过分强调自己的患者角色身份,在康复过程中对自己日常行为能力表现为信心不足,变得被动、顺从、依赖性强,不重视自我调节和训练,自己力所能及的事情,也想他人帮助,一切顺从于他人安排。

9. 消极、绝望

个体对所期望的事或需要解决的问题,没有任何选择的机会或办法,无法用自己的能力去实现时所产生的一种持续、主观的恶劣情绪。表现为意志消沉,行为退化,社交退缩,思维混乱,当患者对疾病康复完全失去信心、自觉前途无望时,语言中常流露出"不能""想死"等不良的消沉情绪。

10.自卑

康复对象由于身体部分缺失或丧失功能,形体残障,造成自我贬低,在行为上难以提出断然要求或者表达自己的意见,在情绪上表现为悲伤、焦虑、害羞等迹象;在人际交往中变得敏感、自我意识过强,避免参加一些会让人评头论足的活动,甚至将自己隔离封闭起来。

(二)患者的心理需要

了解掌握患者的心理需要,可以更好地进行康复护理,进而改善护患关系。患者常见的心理需要如下。

1.尊重

患者需要被认识和尊重,不仅需要被医护人员所认识,而且需要被其他人所认识。医生或护士能够做到多到病房几次,多在患者床头站一会儿,甚至多给患者一些微笑,患者都会感到莫大的欣慰。

2.安全

安全是每个患者最重要的需要之一,有些患者喜欢问这问那,看这看那,并且好像十分挑剔,这正是内心缺乏安全感的表现。医护人员对任何有可能影响患者安全感的行为,都必须尽量避免,新的治疗手段及措施应加以详细解释,使患者在心理和行为上予以接纳,以增加患者的安全感,这样有利于患者对康复充满信心,稳定情绪,主动配合。

3.适应

适应是指患者能否合理应对角色转换所带来的一系列问题。刚患病的患者,很难完成从健康人到患者的角色转换,需要一定的过渡适应时期,以慢慢克服以前健康时的习惯性心理作用,适应患者角色生活。同时由于面临着环境的变化,进入一个陌生的环境,而且病员经常更换,不断有新的个体加入这个群体之中。因此对每个患者来说都需要适应新的环境、新的人际关系,这样将有利于患者进入患者角色,加速诊疗过程。

4.爱与关怀

不管意志多么坚强的人,一旦患病后,心理平衡都会被打破,因而再乐观豁达的患者也希望获得人们的安慰和鼓励,得到来自家人、朋友等的支持和帮助,以增强战胜疾病的信心。因此,患者治疗或住院期间,应当通过各种形式给患者以精神上的支持慰藉,这样有利于促进患者的康复。但必须注意的是,要给患者更多的充分休息的时间,不要无休止地与患者交谈,或车轮战式地探视,这只会增加患者的负担。

二、心理支持与康复的原则

(一)平等性原则

伤残使得患者的内心敏感而又脆弱,医护人员对待任何患者都要一视同仁,并要注意康复人员的情绪、尊重他们的人格,要特别注意不要伤害到他们的自尊心,关心和支持患者。当然,光靠医护人员的努力是不够的,家庭成员和周围的朋友也要关心爱护残疾人,创造有助于康复的心理环境和社会环境。

(二)整体性原则

治疗师在治疗过程中不能只顾患者,忽视患者与自然环境、社会环境的关系,否则患者康复训练的效果就会大打折扣。此外,加强患者与周围环境的联系,可以缓解患者心理的焦虑感,消除心理因素和生理因素相互影响而形成的恶性循环,促使患者的身心功能协调平衡。

(三)针对性原则

在进行心理治疗时,要针对患者的年龄、性别、伤残程度、文化背景、个性特征等差异有针对性的采取治疗措施。任何理论在应用时,其外部条件都存在一定的差异,只有不断地调自己的实践行为,才能保证理论与实践的统一。

三、心理支持与治疗的常用方法

(一)建立良好的护患关系

1. 护士要有良好的沟通技巧

首先,护士要加强与患者及家属的沟通,在沟通过程中,要注意沟通的方式、方法,要根据病人所处的情况、病情特点、文化程度选择最适宜的语言方式,以达到治疗疾病调节心理的目的。护士与患者交流时,在言语上应亲切温和,语速适中,用词要简洁、通俗、易懂,主题突出,避免使用过多的医学术语,同时要注意微笑服务、认真倾听。护士还应自觉地控制和调整自己的情绪,避免不良情绪对患者的影响。

2.护士要有良好的职业道德和敬业精神

患者是在生理或心理处于非健康状态下的特殊人群,这就要求护士应以真诚、热情、友善的态度对待每一位患者,尊重患者的权利和人格,对所有的患者要一视同仁。良好的职业道德和敬业精神可以增强护理人员的责任心和荣誉感,增加患者对护士的信任感,使护患关系更加密切,以增加护患之间的亲和力。

3.娴熟的护理技能和丰富的理论知识

护理人员在工作中做到胸有成竹,遇事沉着稳重、果断、干练、有条不紊,良好的形象将会潜移默化地感染患者,只有不断地扩充自己的知识结构才能在工作中获得患者的信赖。

4.护士要有恰当的护理艺术

护士工作的服务对象是不同阶层、不同心理、不同需求的特殊人群,简单的执行医嘱式的工作模式已不能完全适应护理工作的新要求。这就要求护士要更多地掌握心理、社会、行为、健康教育等新的知识,从患者的言谈、行为和情绪的细微变化中发现其心理活动的改变,主动地对患者进行健康教育,提前发现和满足患者的护理要求。

5.维护患者利益和尊重患者隐私

这是建立良好的护患关系的必要条件。

(二)支持疗法

支持疗法是一般性心理治疗,也是应用最广泛的方法,是治疗师合理地采用劝导、启发、鼓励、同情、支持、评理、说服、消除疑虑和提供保证等交流方法,帮助患者认识问题、改善心境、提高信心,从而促进患者身心康复的治疗方法。护理人员应倾听患者的陈述,协助分析患者发病及残障的主客观因素,实事求是地把康复所能解决的问题告知患者,并告诉患者从哪些方面努力可以实现愿望。

(三)行为疗法

行为疗法(behavior therapy)又称为行为矫正。该疗法是基于实验心理学的成果,帮助患者消除或建立某些行为,从而达到治疗目的的一门医学技术。其理论基础是行为主义理论中的学习学说、巴甫洛夫的经典条件反射学说和斯金纳的操作条件反射学说。行为主义理论认为,人的心理病态和各种躯体症状都是一种适应不良的或异常的行为,是在以往的生活经历中,通过"学习"过程而固定下来的,同样可以通过"学习"来消除和纠正。其他学说也是以"刺激—反应"的学习过程解释行为的。

1.系统脱敏疗法

系统脱敏疗法又称交互抑制法,主要是诱导患者缓慢地暴露导致焦虑或恐惧的情境,并通过心理放松焦虑或恐惧情绪,达到治疗目的。

系统脱敏疗法包括三个步骤:

(1)放松训练,最终要求受训者能在日常生活环境中可以随意放松,达到运用自如的程度。

(2)建立焦虑或恐怖的等级层次,刺激因素的确定和排次要得到患者认可。

(3)在放松的情况下,按照某一焦虑或恐惧的等级层次进行脱敏治疗,当新建立的正常反应迁移到日常生活中时,脱敏才算成功。

2.强化疗法

强化疗法又称操作条件疗法,是指系统地应用强化手段来增加某些适应性行为,以减弱或消除某些不适应行为的心理治疗方法,包括行为塑造技术、渐隐技术、代币奖励法、行为消退法等。例如,在残疾者康复训练过程中,可运用奖励等方式鼓励患者积极地投入训练,以获得较好的康复效果。

(四)认知疗法

认知疗法是通过认知和行为技术来改变求治者的不良认知,从而矫正并适应不良行为,以促进心理障碍的好转的治疗方法,主要用于情绪抑郁的患者减轻抑郁和焦虑。

一般来说,认知疗法的治疗步骤有以下几个:

(1)建立良好的医患关系,为康复治疗提供坚实的基础。

(2)了解和分析患者的认知活动及其存在的错误想法,并有针对性的对患者或者其家属的种种错误行为进行合理的纠正或者制止。

(3)由易到难,循序渐进。在患者的情绪稳定之后,护理人员应该帮助患者认清现实,坦率面对自身的现实状况。另外,护理人员还应根据患者个人的实际情况有计划、分阶段地帮助患者建立起合理化的思维方式,使其重新融入社会。

(4)根据或者个人的情绪以及病情的恢复情况,护理人员应制定不同的康复计划,并辅科学的康复矫正技术,对其各种良好表现,给予适当的反馈与强化。

(5)康复治疗的疗程一般为3～6个月(12～20次),开始为每周1～2

次,随着身体和心理状况的好转,可以适当延长至每两周 1 次。

认知疗法的禁忌证主要包括三种:

(1)患有幻觉、妄想、严重精神病或抑郁症的患者。

(2)受到严重的认知损害的患者。

(3)不稳定的家庭系统的患者。

(五)娱乐疗法

娱乐疗法是通过娱乐活动的方式增进身心健康的心理治疗方法。娱乐活动形式多样,因此娱乐疗法对患者心理状态极其个人情绪有着多方面影响,比如抒发情感、改善心境、消除紧张、提高自信等。

在实施娱乐疗法时应该遵循三个基本原则:

(1)自愿参加的原则,兴趣是患者参与娱乐疗法的基础,如果患者参加的是护理人员安排的,其并不感兴趣甚至厌恶的娱乐活动,那么这种治疗方法收不到任何治疗效果,只会适得其反。

(2)因人而异原则,不同的患者其身体状况和心理状态都存在一定的差异,因此选择适合患者的娱乐方式也是娱乐疗法发挥其效用的一个重要因素。

(3)自然的原则,因为它的疗效主要是在潜移默化中实现的,如果护理人员刻意去追求某种治疗效果,或者营造某种治疗氛围,也只是缘木求鱼。

(六)理性情绪疗法

理性情绪疗法认为,人们的情绪和行为反应不是由某一诱发事件本身直接引起的,而是由经历这一事件的个体对诱发事件的看法、认知和解释所引起的,也就是说人们对某一事物产生最终的认知和反应需要经历一个情绪过程,那么我们可以通过对中间相关要素的合理解释来影响人们对客观事物的思维和认识,达到控制情绪、理性调节情绪的目的。

人们对社会中所发生的事物产生不同的情绪反应,如厌恶、愉悦、愤怒、欣喜,但是归纳起来这些情绪主要分为两种,即合理的情绪以及不合理的情绪。如果合理的情绪在我们对事物所做出的反应中占据了主导地位,那么即使是负面的情绪,我们也可以进行合理的控制,从某种意义上说这种负面的认识还可以成为对负面情绪的一个宣泄途径。反之,如果不合理的情绪占据主导地位,那么我们就会失去对自己情绪的掌控能力,在处理问题时就可能会做出一些极端的行为,甚至可能会影响到别人。

理性情绪疗法的关键是由心理学家对患者的不合理信念进行分析、说服和争辩,使不合理信念改变为合理的信念,由此恢复正常的情绪反应和行为后果。

第六章　神经系统疾病的护理方法研究

在疾病临床治疗中,会遇到很多的神经系统性的疾病,其中较为常见的有:脑卒中、颅脑损伤、脊髓损伤、脑性瘫痪和周围神经损伤等。这些疾病会对患者的自身和家庭,甚至是社会造成很大的负担。因此,要重视对这类疾病的预防和护理。

第一节　脑卒中的康复护理方法

脑卒中疾病具有"三高"的特点,即高发病率、高致死率、高致残率。近些年来,脑卒中的发病率逐年上升,人们在患病后很多方面的身体功能都受到了不同程度的损害,对患者自身、家庭和社会都造成了沉重的负担。因此,对脑卒中患者进行早期康复,不仅可以减轻患者的功能障碍,并且还可以帮助患者重新获得正常的社会和家庭生活。

一、脑卒中的定义

脑卒中又被称为脑血管意外(CVA)、急性脑血管病或中风,其主要是由于急性脑循环障碍所致的局限或全面性脑功能缺损综合征而产生的。

根据脑卒中病理机制和过程的不同可以将其分为两类,一类是出血性,包括脑出血和蛛网膜下腔出血;另一类是缺血性,包括脑血栓形成、脑栓塞和腔隙性脑梗死。脑卒中的病症特点是脑受损症状的局灶性和起病急骤。在临床上主要表现为脑功能缺失的定位症状和体征,如偏瘫、失语、感觉障碍、认知改变等。在日常生活中,几种常见的病因主要有心脏病(各种心脏相关疾病引起的栓子脱落是心源性脑梗死的主要病因)、高血压、尿病、吸烟、不良饮食习惯、年龄、性别和地理分布等。

二、脑卒中的功能障碍及评定

(一)脑卒中的功能障碍

由于不同的患者所患的脑卒中在病变性质、部位、大小等方面都各有不同之处,因此对于患者来说脑卒可能会只产生一种功能障碍,但也有可能同时产生多种功能障碍。其中最为常见的功能障碍是偏瘫和失语。

1.言语障碍

脑卒中患者的言语障碍主要包括失语症和构音障碍。失语症指的是,人本来具有健康的言语功能,但是由于后天患者的大脑半球言语功能区受到损伤,从而使得患者在听、说、读、写等方面产生障碍。构音障碍指的是,由于患者大脑受到一定程度的损害,从而使得构音器官产生运动麻痹或协调运动障碍,使得患者出现发音不清并且音量小等症状。

2.运动障碍

运动障碍是一种较为常见的功能障碍,主要是由于人体的锥体系统受到损伤而引起的。患者的运动障碍主要表现为侧肢体有着不同程度的瘫痪或无力,并且患者还会产生侧中枢性面瘫,俗称为"偏瘫"。患者想要恢复运动功能,需要经历弛缓期、痉挛期和恢复期三个阶段。

3.认知障碍

认知障碍主要包括智力障碍、意识障碍、失认症和失用症等。在所有的脑卒中患者中,产生意识障碍的机率大约是 40%。智力障碍还会对患者的记忆力、计算力、定向力和思维能力等方面产生不同程度的障碍。

4.感觉障碍

感觉障碍主要表现为深浅感觉(痛觉、温度觉、触觉、本体觉)减退或丧失,有时候还会出现感觉过敏或是异常感觉的现象,同时还可能会产生剧烈的疼痛感。

5.心理障碍

心理障碍主要表现为患者产生抑郁、焦虑、情感障碍等,患者通常不能通过正常的的方式来表达自己的情感,会出现"强哭强笑"等现象。

6.共济障碍

共济障碍主要是由锥体外系受损引起的,是指患者的四肢协调动作和身体平衡发生障碍。主要表现为各种不随意运动、肌张力异常、四肢协调运动功能低下和平衡障碍。脑卒中患者的共济障碍主要有大脑性共济障碍、小脑性共济障碍、感觉性共济障碍等。

7.生活障碍

患者的生活障碍主要表现为日常生活活动能力的下降,在进食、穿衣、梳洗、沐浴、转移、如厕等基本生活动作不能独立完成,需要外界的帮助。

(二)脑卒中的康复护理评定

1.运动功能评定

在对脑卒中的康复护理评定中,运动功能评定是重点。当前对脑卒中偏瘫运动功能的评定方法多种多样,主要包括 Brunnstrom 法、Bobath 法、FuglMeyer 法、上田敏法、MAS 法等。其中 Brunnstrom 法是最为常用的一种方法。该评定方法是将上肢、手及下肢运动功能根据脑卒中在恢复过程中的变化,分为六个阶段,如表 6-1 所示。

表 6-1　Brunnstrom 偏瘫运动功能评定方法

阶　段	上　肢	手	下　肢
Ⅰ 弛缓、无反射	不能进行任何运动	无功能	不能进行任何运动
Ⅱ 开始出现痉挛	不随意的共同运动、联合反应	可有轻微屈指动作	不随意的共同运动、联合反应
Ⅲ 痉挛阶段	随意的共同运动	可做粗抓握,不能释放	随意的共同运动,取坐位和站位时,髋、膝、踝屈曲
Ⅳ 部分分离运动,痉挛开始减轻	肘伸展位,肩前屈 90°,手可放于腰后部,屈肘 90°和前屈 180°,肘伸展位旋前、旋后	侧捏在形成,可做少量伸指和一些拇指运动	坐位时足后滑,使屈膝大于 90°,屈膝 90°时踝背屈
Ⅴ 分离运动,痉挛开始减轻	肘伸展位肩外展 90°和前屈 180°,肘伸展位旋前、旋后	用手掌抓握,能抓握球、柱状物	站立伸髋时屈膝,伸髋伸膝时屈踝
Ⅵ 亚正常阶段	痉挛仅在快速运动时出现,双臂水平外展,双臂上举过头	可做各种伸抓、个别指活动、充分伸指	坐或站位时髋内外旋伴踝内外翻

2.感觉功能评定

感觉功能评定主要包括对浅感觉、深感觉和复合感觉功能的评定。对脑卒中感觉功能进行评定的主要目的是了解并确定感觉障碍的部位和程度,指导患者使用正确的辅助用具,避免在日常生活中受到不必要的伤害。

3.日常生活功能评定

日常生活功能主要包括个人日常生活活动、工具性日常生活活动、业余生活功能评定及工作能力评定等。

4.社会参与评定

社会参与评定主要是对生活满意度或生活质量进行评定。

5.上肢并发症的评定

脑卒中后 1～3 个月,大约 70％的患者都会产生肩痛或是相关的功能障碍,其中最为常见的是肩关节半脱位和肩—手综合征等。

(1)肩关节半脱位的评定。

患者在坐位的时候,如果其患有肩关节半脱位,那么其肩峰下就可以看到明显的凹陷。肩关节 X 线正位片显示,患侧肩峰与肱骨之间的间隙大于 14 mm,或患者的上述间隙比健侧宽要 10 mm,这样的患者就可以被诊断为肩关节半脱位。

(2)肩—手综合征的评定。

根据患者的多年的临床表现,我们可以将肩—手综合征分为三期,其分期标准如表 6-2 所示。

表 6-2　肩—手综合征的分期标准

分期	标　准
Ⅰ期	肩痛,活动受限,同侧手腕、手指肿痛,出现发红、皮温上升等血管运动性反应。手指多呈伸直位,屈曲时受限,被动屈曲可引起剧痛。X 线检查可见手与肩部骨骼有脱钙表现。此期可持续 3～6 个月,以后或治愈或进入Ⅱ期
Ⅱ期	肩手肿胀和自发痛消失,皮肤和手的小肌肉有日益显著的萎缩。有时可引起 Dupuytren 挛缩样掌腱膜肥厚。手指关节活动范围日益受限。此期可持续3～6 个月,如治疗不当将进入Ⅲ期
Ⅲ期	手部皮肤肌肉萎缩显著,手指完全挛缩,X 线检查显示有广泛的骨腐蚀,已无法恢复

三、康复护理措施

当前医学界普遍认为,脑卒中的康复护理应该从急性期开始,康复训练开始得越早,功能完全恢复的可能性就越大,恢复的效果也就越好。在患者生命体征稳定并且其神经病学症状已经不再继续发展的 48 小时后就可以进行康复护理了。

(一)软瘫期的康复护理

软瘫期指的是患者发病开始的 2～4 周内,也就是 Brunnstrom 分期的Ⅰ～Ⅱ期。在该时期进行康复护理需要注意的是,要尽快实行,对患者在卧床之后所带来的一系列并发症及继发性功能障碍进行及早预防,同时为下一步的康复护理做好准备。

1. 关节活动的护理

对身体的各个关节进行护理主要是为了预防关节活动受限,促进关节的血液循环,预防关节肿胀,增强感觉输入等。先从健侧的关节开始护理,然后参照健侧关节活动范围再做患侧的练习。通常都是按照从肢体近端到肢体远端的顺序来依次进行,动作要保持轻柔。重点要进行护理的关节是肩关节外旋、外展和屈曲,肘关节伸展,腕和手指伸展,髋关节外展和伸展,膝关节伸展,足背屈和外翻。一般每天需要重复进行 2～3 次,每次要保持在 5 分钟以上。

注意:训练时活动的幅度要由小到大、用力适度,要保护好关节。

2. 保持良肢位

良肢位是早期抗痉挛治疗的一种重要措施,是为了防止或对抗痉挛姿势的出现而专门设计出来的一种治疗性体位。采用该种护理方式经常会使用的体位主要有以下几种。

(1)健侧卧位

健侧卧位指的是,健侧在下,患侧在上。患者要将头放在枕头上,在躯干的前后各放置一个枕头,患肩充分前伸屈曲 90°～130°,肘关节伸展,前臂旋前、腕、指关节伸展,患侧上肢放于胸前枕上。患侧下肢髋、膝关节自然屈曲向前,像"踏出一步"一样,其下方垫软枕。

注意:脚部要落实,不能是悬空的状态,健侧肢体要自然放置,如图 6-1所示。

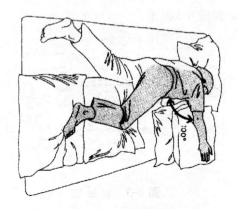

图 6-1　健侧卧位

（2）患侧卧位

患侧卧位可以增加患侧感觉输入，对整个偏瘫侧肢体产生一种牵拉的作用，这对痉挛可以起到很好的缓解作用。健侧手在上面可以随意活动，将患者的头部用枕头支撑起来，使患肩前伸，屈曲 90°～130°，避免其后缩和受压，患侧肘关节伸展，前臂旋后，掌心向上，躯干稍后旋，背部用枕头支撑。健侧上肢可以放在患者的身上或是枕头上都可以，这样可以防止患侧肩胛骨回缩。患侧下肢髋关节伸展，膝关节轻度屈曲。健侧下肢屈髋屈膝向前，放在高度适中的枕头上。

注意：足底不要放置东西，手里面也要保持空置的状态，以免刺激患者，诱发"抓握反射"和"阳性支撑反射"，如图 6-2 所示。

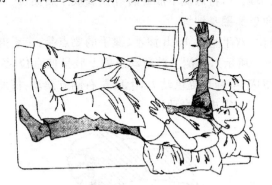

图 6-2　患侧卧位

（3）仰卧位

仰卧位容易引起压疮和异常反射活动，因此要尽量少用，或是与前两种卧位交替使用。将头部放于枕头上，患肩下面也要防止枕头以防止肩后缩，其高度要与心脏水平面保持一致，以预防患肢持续水肿，患侧上肢要伸展稍外展，前臂旋后，拇指指向外方。患髋垫枕以防止后缩，患腿股外侧垫枕头，以防止大腿外旋。如图 6-3 所示。

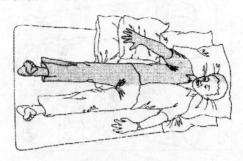

图 6-3　仰卧位

3.变换体位的护理

为了以防患者产生压疮和肺部感染,要注意及时进行体位的转换。在患者的生命体征保持稳定并确保呼吸道通畅的情况下,通常需要在 1～2 小时就变化一次体位。

(1)向患侧翻身训练。

护士先将患侧上肢放置于外展 90°的位置,再让患者自行将身体转向患侧。

(2)向健侧翻身训练。

护士一手放在患者的颈部下方,另一手放在患侧肩胛骨周围,将患者头部及上半躯干转成侧卧位,然后一只手放在患侧骨盆将其转向前方,另一手放在患侧膝关节后方,将患侧下肢旋转并摆放成半屈曲位。

(3)主动向患侧翻身训练。

患者仰卧位,双手呈 Bobath 握手(握手的要点是:患手拇指置于健手拇指之上,如图 6-4 所示),健侧上肢带动患侧上肢呈伸直位,置于头上方。健侧下肢"屈曲蹬床"给翻身提供动力,上肢左右侧方摆动,借助摆动产生的驱动力配合下肢一起,完成翻身动作。

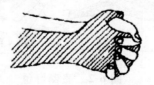

图 6-4　Bobath 握手

(4)主动向健侧翻身训练。

上肢与(3)相同,健侧下肢屈髋屈膝,健足插入患腿腘窝处,沿患侧小腿下滑直至勾住患侧足跟部。同样借助上肢摆动惯性,翻向健侧。

4.床上运动的护理

床上运动的护理也是脑卒中康复的一个重要内容,要及早进行,让患者从被动活动过渡到主动活动,同时还能预防压疮等并发症的产生。

(1)上肢自助运动。

上肢 Bobath 握手,用健手带动患手向前上方举过头顶,并停留片刻再缓慢地返回胸前,每天重复数次,每次 10～20 个。

(2)桥式运动。

加强患侧伸髋屈膝肌的练习,从而提高下肢及骨盆的控制能力,促进分离运动的产生。桥式运动可以分为双桥运动、单桥运动和负重桥式运动。

1)双桥运动,采用仰卧位,上肢放于体侧,双下肢屈髋屈膝,双足平踏床面,伸髋并抬高臀部,维持该姿势数秒后再缓慢放下,如果不能自行完成还可以让其他的人员帮助,如图 6-5 所示。

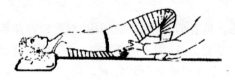

图 6-5　双桥运动

2)单桥运动,当患者能完成双桥运动后,让患者患腿屈曲支撑于床面,健腿伸展,将臀部抬高。

3)负重桥式训练,与②基本相同,只是将健侧腿放于患腿上,完成抬离床面,如图 6-6 所示。

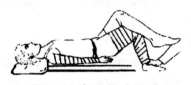

图 6-6　负重桥式运动

(二)痉挛期的康复护理

痉挛期的康复护理通常是在软瘫期的 2～3 周开始,该时期患者开始出现痉挛的情况并逐渐加重,相当于 Brunnstrom 分期的Ⅱ～Ⅳ期。在该时期的护理目标是,要抵抗抗痉挛模式,抑制共同运动模式,诱发分离运动,促使正常运动模式的出现。

1.抗痉挛训练

(1)卧位抗痉挛。

仰卧位,患者双下肢屈曲,上肢 Bobath 握手抱住双膝,头抬起,身体抱成球状,前后摇摆。此姿势既能起到降低下肢伸肌痉挛的作用,又能起到抑制上肢屈肌痉挛的作用。

(2)上肢控制能力训练。

在训练中,要着重肘部的控制能力训练。仰卧位,患侧肩前屈90°或外展90°,患肘尽量伸展,再屈曲依次触摸自己的前额、鼻、口唇等部位,每次触摸完毕都要再回到原伸展位,然后重新开始。

(3)下肢控制能力训练。

1)髋膝屈曲训练。患者仰卧位,护理人员一手控制患足,保持足背屈,另一手控制膝关节,注意保持髋关节内收,患足不能离开床,完成屈髋屈膝动作,再缓慢伸直,反复练习。

2)伸髋屈膝训练。患者仰卧位,护理人员一手握住患足,让患者屈膝并将患者放至床沿以下,然后再帮助患者将患足放回原处,如此反复进行练习。

3)踝背屈训练。患者仰卧位,双腿屈曲,双足踏在床面上。护理人员一手用虎口握住踝关节前上方,用力向下按压,一手使足背屈外翻。当被动踝背屈抵抗消失后,让患者主动保持该位置。当患者熟悉动作之后就可以让患者主动进行练习。

4)下肢内收、外展训练。在双桥训练的基础上,健腿保持不动,患腿做小幅度内收、外展动作;之后患腿支持体重,健腿内收、外展练习。

2. 坐位训练

在患者病情稳定的情况下,要及早进行坐位训练,以防止由于长期卧床而产生各种并发症。

(1)坐位耐力训练。

应先从半坐位(约30°)开始训练,如果患者可以坚持这个姿势30分钟以上,那么就可以适当增大角度。如果患者可以在90°坐位时坚持30分钟,那么就可以进行下一步训练,床边坐起训练。

(2)床边坐起训练。

1)从患侧坐起。先翻向患侧卧位,协助患者用患侧前臂支撑坐起。在患者遇到困难时,护理人员需要一手放在患侧头部,另一手扶住患侧下肢给予帮助,使其能够坐起。

2)从健侧坐起。先翻向健侧卧位,患侧上肢放于体前,健侧下肢置于患侧下肢的下面,指导患者用健侧上肢支撑慢慢坐起。

3. 坐位平衡训练

患者在坐起之后还要进行坐位平衡训练。要求患者双足踏地或踏在支持台上,这可以防止患者尖足内翻。除此之外,还要对患者分别进行Ⅰ、Ⅱ、Ⅲ级平衡的训练。

4.站起训练

患者坐在床边,双足平放在地面上,身体向前倾,将重心前移至双下肢。护理人员要面向患者前方站立,将患者的双上肢搭在自己肩上,然后用双手扶住患者的腰部给予其适当的协助,同时还要用自己的膝部抵住患侧膝部,以帮助患者站立。如果患者的下肢力量恢复较好,也可以让患者独自站立起来,即患者双足分开一脚宽,Bobath握手伸肘,上肢伸展前伸,身体前倾,重心移至双下肢,抬头向前,慢慢伸髋、伸膝站起。如图6-7所示。

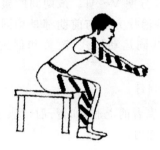

图6-7　坐立位训练

5.床—轮椅转移训练

将轮椅放于患者健侧与床成30°～45°角,锁好手闸,竖起脚踏板,患者在床边站起,健手扶床,以健足为轴旋转身体直至臀部正对轮椅方可坐下。轮椅—床转移遵循上述转移方式。

6.步行训练

当患者站立能够达到自动态平衡,并且患腿可以支持自身体重的一半时,就可以对其进行步行训练。

1)步行前先做好准备训练。让患者练习患腿前后摆动,伸髋和屈膝动作完成,并注意训练患腿的负重能力等。

2)扶持步行。护理员站在偏瘫侧,一手握住患手,掌心向前,另一手从患侧腋下穿出置于胸前,手背抵住患者前胸,与患者一同缓慢前行。

3)改善步态训练。对患者的异常步要进行有针对性的控制训练。如患者骨盆上抬,就表明患者膝屈曲和踝背屈差,应重点进行训练。

4)由简单步行过渡到复杂步态训练。

7.上下楼梯训练

在对患者进行上下楼梯训练时,需要遵循"健腿先上,患腿先下"的原则。

1)上楼梯训练。护理员站在患侧的后方,一手控制患侧膝关节,另一手扶持健侧腰部,帮助患者将重心转移到患侧,健足先登上一级台阶,重心充分前移,护理员一手固定腰部,一手协助患侧屈,髋屈膝登上一级台阶。

2)下楼梯训练。护理员站在患侧,协助患者完成膝关节的屈曲及迈步,健手扶楼梯以提高稳定性。

(三)恢复期的康复护理

恢复期是指患者的病情已经趋于稳定,身体的各项功能开始恢复的时期。相当于 Brunnstrom 分期 V~Ⅵ。该期间的康复护理实际上的痉挛期康复护理的延续,很多的治疗方法与前期都是相同的。在该时期的康复护理目标是,抑制痉挛和共同运动模式,改善和促进精细与技巧运动,提高ADL 能力。

1.上肢控制能力的训练

该训练主要是针对患者的上肢,如臂、肘、腕、手的训练,可以提高患者的控制能力及精细动作能力。

2.失语症训练的护理

通过该项训练可以提高患者的言语功能,方便与人交流。护理人员要鼓励患者开口说话,训练可以先从简单的拼音入手,然后再逐渐加深难度。

3.心理护理

脑卒中患者在患病后会产生多种功能障碍,导致生活不能自理,这对他们的自尊产生了极大的伤害,容易让患者产生自卑的心理。再加上患者在恢复期恢复效果缓慢,因此会对未来失去信心,容易产生悲观的心理。针对患者的这些不良心理特点,护理人员应该及时进行疏解,给予其鼓励和支持,帮助患者恢复生活的信心。

4.感觉功能训练的护理

对于有感觉功能障碍的患者,护理人员可以用毛刷逆毛方向刷擦,用冰来刺激患者身体的部分皮肤,或是用手指轻抓患者的皮肤,以此来促进患者感觉功能的恢复。

5.认知功能训练

认知功能训练主要包括记忆力训练、注意力训练和思维能力的训练等。

(四)后遗症期

在医学上,通常将患脑卒中 6 个月至 1 年的时期称为后遗症期。在该期间,应该在家中或是社区的医院来进行三级康复治疗。此期间护理的重点是改善整体 ADL 的水平,通过使用一些辅助工具,如手杖、轮椅、步行器等来进行恢复训练,以使患者能够尽快恢复健康,从而回归家庭和社会。

四、康复护理指导

(一)预防脑卒中的发生和复发

想要对脑卒中进行有效的防治,就要做到以下几点:

(1)养成良好、健康的生活方式,如适当运动、合理饮食、戒烟、节制饮酒、控制体重、注意精神卫生等。

(2)放松治疗、避免应激、保持情绪平稳以及注意保护、防止跌倒等。

(3)积极治疗原发性疾病,如高血压、动脉硬化、糖尿病、高脂血症、短暂性脑缺血发作及有关的心脏病等。

(二)营造良好的康复环境

护理人员面对患者的不良心理状态,要及时进行调节,使其能够以积极的态度面向生活,自主进行康复训练,争取达到最佳的健康水平,以尽快回归生活和社会。要为患者提供一个良好的恢复环境,例如:选择空间较大的病房,并且不设门槛,地面要防滑,以利于轮椅的顺利行走;床的位置要便于使所有活动(如护理、医生查房、探视等)都发生在患侧;在浴室内部安装浴凳,在墙上设置扶手,便于患者洗浴;重视患侧功能恢复,床头柜、电视机等应安置在患侧;便器以坐式为宜,坐便器周围或坐便器上有扶手以方便和保护患者。

(三)帮助患者正确对待疾病及其残疾

要让患者对恢复期的治疗有一个正确的认识,让其意识到恢复护理是一个漫长的过程,要对自己有信心,只要坚持下去就会有恢复健康的可能性。要调节患者的情绪,让患者保持积极的心态,充分配合医生的护理指导。对于那些长期卧床的患者,要教会患者家属学会正确的护理方法,以防压疮、感染等并发症的出现。

第二节　颅脑损伤的康复护理方法

颅脑损伤(TBI)是一种较为常见的精神类疾病,我国的发病率校高,居创伤发生率的第二位,并且男性的发生率要更高一些,男女之间的发病比例是 3∶1。随着我国交通事业和生产建设的发展,颅脑损伤的发病率又呈现出逐年上升的趋势。

一、颅脑损伤的定义

颅脑损伤是指各种创伤对脑组织所造成的损伤。根据颅脑损伤方式的不同,可将其分为闭合性损伤和开放性损伤两种。其中,闭合性损伤指的是损伤未引起脑组织与外界相通;而开放性损伤则指的是直接或间接的外力撞击头部引起头皮、颅骨、硬脑膜破裂,脑组织与外界相通。

造成颅脑损伤的常见原因是由于交通事故、工伤、运动损伤、跌倒和撞击等对颅脑造成了伤害。其中,交通意外又是其中最为主要的一项原因,约占 50%。颅脑损伤约占全身各部外伤的 20%,其发生率仅次于四肢的外伤,但伤残率和死亡率却居首位。因此,对于颅脑损伤的患者要注重对其进行康复护理,以帮助其尽快恢复健康,回到正常的生活和工作之中。

二、颅脑损伤的功能障碍及评定

(一)颅脑损伤的功能障碍

1.行为障碍

行为障碍指的是,由于患者受到了来自行为和情感等方面的严重困扰,可能会出现否认、抑郁、倦怠嗜睡、易怒、攻击性及躁动不安等不良反应,严重的甚至会出现人格改变、行为失控的现象。

2.认知障碍

较为常见的认知障碍有注意力的下降,记忆力和学习能力减退,空间关系失认,单侧忽略等。

3.感觉障碍

由于患者大脑皮质的感觉区域受到损伤,因此在视觉、听觉、味觉、嗅觉、触觉、痛觉、温度觉和实体觉等方面的感觉功能都出现了异常。

4.运动障碍

运动障碍指的是,由于肌肉收缩或是张力失调而导致运动控制出现异常。在临床中,高肌张力较为常见,其主要症状表现为患侧上肢不能穿脱衣物,下肢站立平衡差,不能独立入厕、入浴和上下楼梯等。

5.言语障碍

在颅脑损伤后,通常都会出现言语错乱和失语症等症状。

6.迟发性癫痫

在所有的颅脑损伤中,有的患者在发病6个月到一年中会出现癫痫,以伤后3~6月发病率最高。

(二)颅脑损伤的康复护理评定

1.损伤程度评定

在医学界通常是将承认昏迷时间的长短看作患者伤势严重程度的指标。在国际上普遍采用格拉斯哥昏迷量表(Glasgow,GCS)来判断急性损伤期意识情况,如表6-3所示。GCS的总分数为15分,15分是正常人的意识水平,而3分则是意识状态最差的状态。除此之外,3~5分为特重型损伤;6~8分为严重损伤;9~12分为中度损伤;13~15分为轻度损伤。

表6-3　Glasgow 昏迷量表

项　　目	患者状态	评分
睁眼反应	有自发性睁眼反应	4
	言语声音刺激有睁眼反应	3
	疼痛刺激有睁眼反应	2
	任何刺激均无睁眼反应	1
运动反应	能执行简单口令	6
	疼痛刺激能确定疼痛部位	5
	对疼痛刺激有肢体退缩反应	4
	疼痛刺激时肢体呈去皮质强直	3
	疼痛刺激时肢体呈去小脑强直	2
	疼痛刺激时无反应	1

项　目	患者状态	评分
语言反应	能回答有关对人物、时间、地点等定向问题	5
	对话混淆不清,不能准确回答有关人物、时间、地点等定向问题	4
	言语不当,但字意可辨	3
	言语模糊不清,字意难辨	2
	任何刺激均无语言反应	1

2.认知功能评定

(1)记忆能力评定。

记忆包括识记、保存和回忆 3 个基本过程。在保存的过程中出现异常,主要表现为近记忆障碍,颅脑损伤患者出现这一记忆障碍的可能性很大。如果是回忆的过程有障碍,远近记忆就都会受到影响,痴呆患者多表现为该类记忆障碍。在对患者进行记忆障碍评定时,给患者面前摆几样物品,如钢笔、书、笔记本、茶杯、笔筒,让患者一一进行辨认,同时记住这些物品的名字,随后将这些东西拿走,让患者对这些物品进行回忆。对于有记忆障碍的患者来说,通常他们只能说出其中的 1～2 种物品,然后编造刚才未见到的物品充数。还可以让患者读一段报纸,然后让其说出主要的内容,近记忆障碍者经常会漏读报纸中的内容。除此之外,还可以采用下列方法对患者的记忆障碍进行评定。

1)规律记忆。从 1 起,每次加 3。如 1、4、7……数到 40 时停止,记录错误次数和数到 40 所需时间。

2)机械记忆。倒背数字,如果测题为 3—8—5,复述 5—8—3,最多 7 位数。记分方法以倒背正确的最多位数为准。时限为 60 秒。

3)视觉再生。让受试者在 30 秒内看一幅画,然后将其盖上,在纸上默画出来。时限为 120 秒。

(2)思维能力评定。

思维是人类心理活动最复杂的形式,属于认知过程的最高级阶段。思维是对客观事物间接性的、概括性的反映。根据思维探索答案方式的不同可以分为集中(求同)思维和分散(求异)思维;根据思维活动所依赖活动基础的不同可以分为动作思维、形象思维和抽象思维。思维的整个过程是极为复杂的,包括分析、综合、比较、抽象、概括、系统化、具体化等多个步骤,其中分析与综合环节是最为基本的。

在对思维能力进行评定时,可以选用认知功能成套测验中的某些分测验,如韦氏成人智力量表中的相似性测验和图片排列测验或 Halstead—Reitan 神经心理成套测验中的范畴测验等。除此之外,还可以采用其它的一些方法进行评定。

1)成语或谚语的解释,如"一箭双雕"、"披星戴月"。

2)从一个系列的图形或数字中找出其变化的规律。

3)比拟填空或给出某些词语的反义词。

4)将排列的字、词组成一个有意义的句子。

5)假设突发情况下如何应变,如上班即将迟到该怎么办等。

(3)注意能力评定。

注意是指对事物的一种选择性反应,是心理活动对一定事物的指向和集中。注意可以使人们清晰地认知周围现实中某一特定的对象,避开不相关的事物。注意力可以分为集中注意力和分散注意力两种。无论人们在生活中做任何事情,都需要二者的参与并不断交替发挥作用。根据参与器官的不同,又可以讲注意分为视觉注意、听觉注意的评估方法,可以依据临床的需要选择不同的方式。

1)数或词的辨别注意测试。

听认字母测试。在 60 秒内以每秒 1 个的速度念无规则排列的字母给受试者听,其中有 10 个为指定的同一字母,要求听到此字母时举手,举手 10 次为正常。

背诵数字。以每秒 1 个的速度念一列数字给受试者听,要求立即背诵。从两位数开始至不能背诵为止。背诵少于 5 位数为不正常。

词辨认。向受试者放送一段短文录音,其中有 10 个为指定的同一词,要求听到此词时举手,举手 10 次为正常。

2)视觉跟踪和辨认测试。

视跟踪。要求受试者目光跟随光源做左、右、上、下移动。每一方向记 1 分,正常为 4 分。

形态辨认。要求受试者临摹画出一条垂线、一个圆形、一个正方形和一个大写字母 A 字。每项记 1 分,正常为 4 分。

划消字母测试。要求受试者用笔以最快的速度划去随机排列的一行或多行字母中的某个或某两个字母,100 秒内划错多于 1 个为注意有缺陷。

3)声辨认。

声辨认。为受试者播放一段有嗡嗡声、电话铃声、钟表声和号角声的录音,要求患者在听到号角声时举手。号角声出现 5 次,举手少于 5 次者为不正常。

在杂音背景中辨认词 测验内容及要求同上述中的"词辨认"相同,但录音中还夹杂有喧闹集市背景等。举手少于 8 次的患者为不正常。

4)日常生活注意测试。

测试内容涉及注意的各个方面以及定向力、警觉性等,共有 8 个测验项目,即阅读地图、数电梯上升的层数、在分神的情况下数电梯上升的层数、看电梯、双向数电梯上升或下降的层数、查阅电话、数数及查阅电话、核对彩票。

2.感知觉功能评定

在感觉输入系统完整的情况下,如果患者在感觉刺激的认识和鉴别等方面存在障碍,那么通常会表现出以下特征:不能独立完成简单的任务;主动和全部完成某项任务很困难;从一项任务转到另一项任务很困难;对于完成任务的主要目标不能准确地辨认。

知觉障碍可以分为四种不同的类型,即身体印象和躯体构想障碍、空间关系障碍、失认、失用。

(1)失用症的评定。

失用症是指,患者由于脑部受损而不能随意进行其原来有能力进行的活动。这种症状并不是由于肌肉瘫痪、感觉缺失、共济失调或理解障碍等原因所造成的,而是由于大脑皮质受损,导致皮质所储存的运动程序的提取出现紊乱,从而对其所接受到的外周刺激不能调动相应的程序予以应答。失用症包括运动性失用、结构性失用、意念性失用、步行失用以及穿衣失用等多种类型。

1)运动性失用。

患者不能够按照命令执行上肢的动作,如洗脸、刷牙、梳头等,但是却可以自动完成这些动作,不能完成或动作笨拙为阳性。

可以用 Gooddass 失用试验对其进行评定。分别对吹火柴或用吸管吸饮料、刷牙或锤钉子、踢球、做拳击姿势或正步走,这四个动作进行检查,这些动作可以分别检查患者的面颊、上肢、下肢和全身。Gooddass 失用试验评定标准可以分为三个级别:正常,不用实物也能按命令完成;阳性,在给予实物的情况下才能完成大多数动作;严重损伤,给予实物也不能按命令完成指定的动作。

2)结构性失用。

患者对整体的空间分析和综合能力障碍,虽然能够识别各个构成部分,也能理解相互位置的关系,但是却不能描绘简单画图或是用积木、火柴杆搭拼简单的图形。

3)意念性失用。

人类正常的、有目的的运动通常都需要经过认识—意念—运动这三个步骤。当患者的意念中枢受损时，就不能再产生运动的意念，此时，即使肌肉、肌张力、感觉、协调能力都正常，但是也不能再进行运动，成为意念性失用。该障碍的特点是，对复杂精细的动作失去了应有的正确观念，导致各种基本动作的逻辑顺序完全混乱，虽然患者可以完成一整套动作中的一些分解动作，但不能够连贯做完一整套的动作。例如，让患者用火柴点烟，再将香烟放在嘴上，患者可能会用烟去擦火柴盒，把火柴放在嘴里当做香烟。患者在日常生活中经常会出现用牙刷梳头、用筷子写字、用饭勺刷衣等动作。

在对患者进行评定时可以采取活动逻辑试验。例如，给患者茶叶、茶壶、暖水壶和茶杯，让患者泡茶。如果患者活动的逻辑顺序混乱，则为阳性。或是将信纸、信封、邮票、胶水放在桌子上，让患者折好信纸，放入信封，封好口，贴上邮票。如果患者动作顺序错乱，则为阳性。

4）穿衣失用。

穿衣失用是视觉空间失认的一种失用症，主要表现为对衣服各部位辨认不清，因此不能顺利完成穿衣的动作。其病变部位通常都是在右顶叶。评定时可以让患者给玩具娃娃穿衣，如果不能顺利完成则为阳性。让患者自己穿衣，如出现正反不分、穿衣及系鞋带困难或不能在合理时间内完成等情况，则为阳性。

（2）失认症的评定。

失认症是指患者对自己以往熟悉的事物不能以相应感官感受加以识别，这种现象就被称为失认症。产生失认症的原因与颞叶、顶叶和枕叶交界区皮质受损有密切的关系。失认症包括视觉失认症、听觉失认症、触觉失认症和躯体失认症，并且还经常会产生其它的忽略症和体像障碍。

1）视觉失认。

患者不能正确识别所见物体、颜色、图画的名称和作用，但是在经过触摸、听到声音或是嗅到气味之后，就往往能够说出。如将梳子、牙膏等物品（物品失认）、熟人的照片（相貌失认）、颜色匹配图（颜色失认）、不同形状图片（图形失认）放在桌上让患者辨认，不能辨认者为阳性。该类患者的病变部位一般位于右视半球的枕叶。

2）听觉失认。

患者虽然可以辨别出有无声音，但是却不能辨别出具体是什么声音。可以请患者听日常熟悉的声音（如雷声、闹钟声等），回答不正确者为阳性。

3）触觉失认。

尽管患者的触觉和温度都是正常的，但是却不能通过触摸的方式来辨认物体。请患者闭目，用手触摸物体，识别其形状和材料，如金属、布等，不能辨认者为阳性。

4)单侧忽略。

该类型的患者不能对大脑病损对侧的一半视野内物体、身体或空间进行正确的辨认。

划杠测验。该项测验是一种极为敏感的试验,由 40 条 2.5 厘米长的短线在不同方向有规律的分布在一张纸的左、中、右方位,然后让患者用笔删去短线。

字母删除试验。在纸上排列 6 行字母或数字,每行大约 60 个,字母随机出现,让患者删掉指定的字母或数字。

高声朗读测验。高声朗读一段文字,可以发现空间阅读障碍,表现在阅读时另起一行困难,常常漏掉左半边的字母和音节。

平分直线测验。将一直线平分,可显示中段判断错误,常偏向大脑损伤侧。

5)左右定向失认。

该类型的患者的失认症状包括左右失定向、手指失认等。检查者叫出左侧或右侧身体某一部位的名称,然后要求患者按指令举起相应部分。或由检查者指患者的一侧肢体,让患者回答是左侧还是右侧。回答不正确即为阳性。

三、康复护理措施

颅脑损伤患者可以进行全面的康复护理,具体可以分为急性期、恢复期、后遗症期三个阶段来进行。

(一)急性期的康复护理

1. 药物治疗

在该时期进行康复护理时,可以选用一些抗水肿、止血、皮质激素、抗癫痫等方面的药物来进行治疗,可以促进脑细胞的新陈代谢,促进神经生长。

2. 促醒疗法

为了加速患者的恢复,可以适当采用一些刺激的手段来促使患者苏醒、恢复意识。可以选用的手段有:其一,手法刺激,采用按摩和被动运动以及快速擦刷、拍打刺激患肢皮肤;其二,自然环境刺激,有计划地让患者接受自然环境发出的声响刺激;其三,对患者定时进行翻身、梳头、洗脸等皮肤刺激。

3. 保持呼吸道通畅

患者会产生不同程度的意识障碍,因此有可能会丧失正常的咳嗽反射和吞咽功能,从而导致误咽、误吸等状况的发生。因此,要对患者口咽部的血块和呕吐物及时进行清理,帮助患者排痰,防止呼吸道感染。

4.营养支持

对患者要给予高蛋白、高热量的饮食补充,避免出现低蛋白的情况,提高患者的机体免疫力,从而促进患者的创伤尽快恢复。

(二)恢复期的康复护理

1.认知、感知功能的护理

(1)思维训练的护理。

1)分类。可以为患者提供一张上面列有各种事物或是动物的纸张,让其按照一定的特点对这些物品进行分类,以帮助其锻炼思维能力。在患者分类正确后,可以考虑适当增加难度。

2)排列数字。将一些数字按照一定的规律制成数字卡,先为患者提供三张数字卡,让其按照数字的大小进行排列,在患者排好之后,再陆续几次分别给予其一张数字卡,没给以此就按大小排列一次,等所有的卡片都排好之后,让患者观察这些数字之间有什么规律或是共同之处。

3)为患者提供一张报纸,然后依次让患者找出报纸的日期和名称等,如果患者的回答无误,就可以适当增加难度,让患者找出报纸今天的头条或是广告、文娱、体育等专栏分别在什么地方,等等。

(2)注意力训练的护理。

1)猜测游戏。准备两个杯子和一枚硬币,在患者的注视下将硬币放入其中的一个杯子之中,然后让患者指出有硬币的杯子。在多次训练都无误之后,可以适当增加难度。如增加杯子的数量或是加快放硬币的速度等。

2)删除游戏。护理人员可以在纸上写出一些字母,然后让患者删除指定的字母,在删除无误之后,可以改变这些字母的顺序,然后让患者再次删除制定的字母,如此反复几次都无误之后,就可以适当增加难度。

(3)记忆训练。

对患者进行记忆力训练时,可以先从最简单的开始,如记忆人的名字,人的面孔和书籍的名字等。训练要多刺激、多重复,以便强化记忆。

(4)失用症训练的护理。

1)穿衣失用。护理人员可用暗示、提醒等方式对患者进行穿衣训练,甚至可手把手地教其自行穿衣。

2)意念失用。当患者已经不能在按照指令完成一定动作时,护理人员就可以通过采用视觉暗示来帮助患者,如先摆放餐具后吃饭、先洗菜后切菜、先泡茶后喝茶等动作。

3)运动失用。如在对患者进行刷牙训练时,可以先将的动作分解为几个简单的动作并作出示范,然后再指导患者一步步完成。反复训练,在患者有所改善之后就可以逐步减少暗示、提醒,并增加难度。

4)结构失用。可用积木排列立体构造的图或对其家庭常用物品进行排列、堆放等,由易到难,可给予患者一定的暗示和提醒。

(5)失认症训练。

1)Gerstman综合征。对失读、失写的患者要加强对其进行阅读和书写的训练,指导其对文字或是语句能正确进行理解;对左、右失认和手指失认的患者进行左、右方位和手指认识的训练。

2)视觉空间失认。对方向失认者可以让其画出房屋内物品的排放位置或是在地图中标出回家的路线;对颜色和面容的失认者可以将不同颜色的图片和亲人的照片拿给患者,让其反复进行观察、记忆。对于结构失认者,可以利用彩色的积木、拼板等拼出不同的图案并进行讲解。

2.行为障碍的护理

(1)易冲动行为的护理。

为患者提供一个安全、安静的修养房间;对患者的恰当行为给予一定的奖励,对患者的不良行为进行控制,从而让患者学会自控。

(2)躁动不安行为的护理。

患者在出现躁动不安的情绪后,首先应该找出其产生这种情绪的原因,是否是因为呼吸不畅、头痛、便秘等原因所造成的,然后再依据实际情况进行处理。除此之外,还要保证房间的安静,避免对患者产生不良刺激。

(三)后遗症期的康复护理

颅脑损伤患者在经过精心的临床处理和正规的康复护理之后,身体的所有功能都会有所恢复,在各种健康指标都趋于稳定之后,就可以回归正常的家庭和社区生活,在此期间要充分利用家庭或社区的良好环境继续对患者的日常生活能力进行训练。

四、康复护理指导

(一)注意保护

对患有颅脑损伤的患者,在日常生活中要注重对缺陷部位进行保护,在外出时要戴上安全帽,避免碰撞和受到阳光的暴晒。

(二)坚持进行锻炼

对有肢体功能障碍、失语或生活不能自理的患者来说,在患者的病情稳定之后就应该开始进行康复锻炼。要对患者的功能锻炼进行耐心的指导,患者的每一个进步都会使其产生一定的成功感,有助于患者重新树立起生活的信心

(三)长期耐心进行训练

对由于颅脑损伤而造成留有严重的后遗症的患者来说,他们的康复过程是一个漫长的过程,因此很容易就会使患者增长焦虑、痛苦等不良情绪,在这时要对患者进行鼓励,帮助其树立起积极、正确的人生观,指导其生活自理;患者的家人应对恢复护理积极进行配合,掌握家庭护理的护理方法和注意事项,对待患者要耐心坚持,循序渐进,有助于患者的恢复。

第三节　脊髓损伤的康复护理方法

脊髓损伤是一种严重致残性的损伤,受损平面以下的感觉运动功能会全部丧失,导致生活不能自理,大小便失禁,并且一生都很难再恢复。从当前世界的医疗水平来看,脊髓损伤还不能被治愈,但是正规的康复训练还是一种较为有效的治疗方法。通过对患者进行正规的康复治疗,可以帮助患者充分发挥残留的功能,从而预防并发症的发生,降低致残率。

一、脊髓损伤的定义

脊髓损伤(spinal cord injury,SCI)是由于各种不同致病因素引起的脊髓结构、功能的损害,会造成损伤水平面以下运动、感觉、自主功能的改变,导致相应的功能障碍。

根据脊髓损伤的病因不同,可以将其分为外伤性脊髓损伤和非外伤性脊髓损伤两类。造成脊髓损伤的主要原因是直接暴力,如砸伤、摔伤、刺伤、枪伤等,会造成脊柱过度屈曲骨折、脱位伤,其次是因脊髓感染、变性、肿瘤等。根据损伤水平和程度的不同,患者会产生不同的症状,如躯干、肢体、皮肤感觉、运动反射完全消失、大小便失禁等。脊髓损伤严重的还会导致患者瘫痪致残,胸、腰髓损伤会导致双下肢和躯干的全部或部分瘫痪,即截瘫;或

是颈脊髓以上损伤,上肢受累,即四肢瘫。

二、脊髓损伤的功能障碍及评定

(一)脊髓损伤的功能障碍

1.呼吸功能障碍

高位脊髓损伤的患者,由于呼吸动力肌(肋间肌和膈肌)瘫痪,因此容易发生夜间呼吸暂停、严重的打鼾等情况;由于患者的肺功能、咳嗽功能、排痰能力降低,因此患者容易发生肺部感染、肺炎或肺不张,呼吸道通气不畅等情况,从而严重阻碍到患者的呼吸功能。

2.运动功能障碍

患者发生瘫痪的可能性很大,其中颈髓损伤的患者可发生四肢瘫痪,而损伤平面以下的患者可致截瘫。上肢瘫痪影响上肢和手功能活动,下肢瘫痪导致转移、移动等困难。

3.心理障碍

大多数的脊髓损伤患者在患病之后都会产生严重的心理障碍,如极度压抑或忧郁、烦躁等,严重的甚至还会产生精神分裂症。

4.感觉功能障碍

患者在脊髓损伤后,由于上行感觉纤维的破坏会导致损伤平面以下感觉减退或丧失。由于脊髓损伤的部位、性质和程度不同,因此患者感觉功能的缺损的临床表现也各不相同,可能会产生痛觉、温度觉、触觉及本体感觉障碍等。

5.自主神经反射障碍

自主性反射障碍是一种急性的交感兴奋综合征,常发生于第6胸椎或以上的脊髓损伤患者,对来自内外环境不良的刺激而发生严重高血压、心动过缓、搏动性头痛、视物模糊、损伤平面以上出汗、面部潮红等症状。通常都是发生在损伤后的2个月以上,引起自主性反射障碍常见的原因主要包括:尿潴留、泌尿系感染、压疮、衣服过紧、矫形器的压迫、便秘、疼痛、痉挛、局部感染、过冷过热等。

6.日常活动能力减退

肢体瘫痪、感觉障碍以及痉挛、疼痛等症状都会在不同程度上对患者的日常生活产生影响,严重的会使患者完全丧失掉自我照料的能力。

(二)脊髓损伤的康复护理评定

1.感觉和运动功能评定

在对患者的病情进行检查时,应该记录两侧最尾端的感觉和运动水平,即记录四个水平(左右两侧的感觉和运动)。肌力按 0～5 分级法测定。

2.脊髓损伤程度的评定

在通常情况下,在对患者的脊髓损伤程度进行评定时,都是采用美国脊髓损伤学会(ASIA)的损伤分级,如表 6-4 所示。

表 6-4　脊髓损伤程度的评定

	脊髓损伤程度与类型	运动感觉
A	完全性损伤	在骶区节段 $S_{4～5}$ 无任何运动或感觉功能
B	不完全性损伤	损伤水平以下和骶区节段 $S_{4～5}$ 有感觉功能但无运动功能
C	不完全性损伤	受损水平以下运动功能存在,大多数的关键肌群肌力低于 3 级
D	不完全性损伤	受损水平以下运动功能存在,大多数关键肌群肌力大于或等于 3 级
E	完全恢复	运动和感觉功能完全复原,可有病理反射

3.脊髓损伤平面与预后的关系

脊髓损伤平面与功能预后之间的关系极为密切,其对患者的康复治疗指导十分重要。它们之间的关系如表 6-5 所示。

表 6-5　脊髓损伤平面与预后的关系

损伤平面	最低位有功能肌群	活动能力	生活能力
$C_{1～4}$	颈肌	依赖膈肌维持呼吸,可用声控方式操纵某些活动	完全依赖
C_4	膈肌、斜方肌	须用电动高靠背轮椅,有时须辅助呼吸	高度依赖
C_5	三角肌、肱二头肌	可用手在平坦路面上驱动高靠背轮椅,需上肢辅助具及特殊轮椅	大部依赖

续表

损伤平面	最低位有功能肌群	活动能力	生活能力
C_6	胸大肌、桡侧腕伸肌	用手驱动轮椅独立穿上衣,基本独立完成转移,自己开特殊改装汽车	中度依赖
$C_{7\sim8}$	肱三头肌、桡侧腕屈肌、指深屈肌、手肌	可独立完成由床向轮椅、厕所、浴室间的转移	大部自理
$T_{1\sim6}$	上部肋间肌、上部背肌群	独力使用轮椅,用连腰带的支具扶拐短距离步行	大部自理
T_{12}	腹肌、胸肌、背肌	用长腿支具扶拐步行,长距离行动需要轮椅	基本自理
L_4	股四头肌	用短腿支具扶杖步行,不需轮椅	基本自理

4.心理、社会功能评定

患有脊髓损伤的患者都会造成不同程度的功能障碍,这会对患者产生较为严重的心理负担及社会压力,对其疾病的的恢复是极为不利的。因此,对患者及其家属对疾病和康复的认知程度、心理状态、家庭及社会的支持程度进行评估是十分必要的。

三、康复护理措施

对急性脊髓损伤进行护理时需要遵守三项原则,即预防为主、综合治疗、早期康复。

(一)急性期的康复护理

对脊髓损伤患者的康复护理应该从急性期处理开始。在对患者进行抢救的过程中,对可能发生的脊柱、脊髓损伤的情况都要采取预防措施,要对其进行固定之后才能进行移动。在患者的各项生理机能基本都趋于稳定之后,应及早对患者的脊柱进行康复护理。

1.生命支持和预防、治疗并发症

1)急诊与术后。在对患者的脊柱和脊髓部位进行手术后,要注意进行常规护理,尤其是要对瘫痪部位的护理,防止产生并发症。

2)预防和处理压疮。脊髓损伤的患者需要长期卧床恢复,因此一定要注意保持患者皮肤的干燥和清洁,并且还要定时帮助患者变换体位,防止压疮的产生。

3)预防脊髓再损伤。患者在进行颈椎部位的手术后,除去手术中要对颈部进行固定外,还要注意在为患者翻身时要进行"轴向翻身",头和躯干要同时翻转,否则会使颈椎部位扭动,造成更为严重的后果。

4)预防泌尿系感染。患者在急性期输液较多,因此要留置导尿管,要注意将导尿管处于开放的状态,注意保持尿道口的清洁。每周要定期更换导尿管,尿袋应是防返流袋,防止引起尿路感染。

5)预防关节挛缩畸形及深静脉血栓。在对患者进行康复护理的同时,还要配合物理治疗师的治疗,让患者主动或是协助患者活动双下肢,定时加压,以促进血液循环。

2.保持正确体位

要保持患者在床上的正确体位,从而保证脊柱的稳定性,这有助于预防关节挛缩和压疮。除此之外,还要保持卧床患者肢体要处于良好的功能位置。肩关节应处于外展位,腕关节通常需要用夹板固定于功能位。定期处于俯卧位,可使髋关节伸展,防止髋关节屈曲挛缩。应用夹板或穿高腰运动鞋,使踝关节处于背屈 90°。

3.关节保护和训练

患者在生命体征的各项指标都平稳之后,就应该开始每日对瘫痪肢体及所有关节进行 1～2 次的大范围被动活动。但要注意,各个关节的被动运动应该是无痛并且是在关节活动范围之内的,要从近端到远端逐一进行。

4.大、小便训练

患者的小便通常采用的是间歇清洁导尿术。患者每日需要进水的量为 2500～3000ml。注意夹放导尿管的时机,在膀胱储尿大约在 300～400ml 时放尿,有利于膀胱自主收缩功能的恢复。同时还要要求患者定时进行排便,如果患者便秘,可以使用润滑剂、缓泻剂或是进行灌肠治疗。如果患者超过 6 日都没有进行大便,就要及时通知医生。

5.直立性低血压的适应性训练和站立训练

1)起坐训练。如果患者的脊柱稳定性良好,就应该尽早进行直立性低血压的适应性训练和用起立床进行站立训练。如果患者没有出现头晕等低血压的表现,那么就可以逐渐从卧位转向半卧位或坐位。

2)站立训练。如果患者在已经进行过坐起性低血压的适应性训练而无不良反应之后,就可以开始进行站立训练,通常都会采用站起立床训练。在不出现头晕等低血压不适症状的前提下,逐渐增加每天倾斜的角度。下肢可用弹力绷带,腹部可用腹带,以增加回心血量。一般从平卧位到直立位需要 1 周的时间来让患者适应,适应的时间与患者损伤的平面相关。

6.心理康复护理

所有的脊髓损伤患者在伤后通常都会出现烦躁、抑郁等严重心理障碍。因此,护理人员平时就应注意对患者出现的这类不良情绪及时进行疏理,缓解或消除患者的不良情绪,同时还要同患者的家属之间保持协作,帮助患者建立战胜疾病和康复治疗的信心。

(二)中、后期的康复护理措施

脊髓损伤中、后期系指的是患者在受伤的 2~6 个月之内的这段时间。在该时期,患者的病情已经基本稳定,脊柱骨折处已经开始愈合,康复训练就应进入全面进行阶段,为患者回归家庭和社会作准备。

1.手功能训练

要保持患者手部的关节活动,尤其应注意腕关节、近端指间关节和虎口区,可以用夹板来保持这些关节的活动度。对于四肢瘫的患者来说,主要应对其进行手功能的训练,注意运用指屈肌缩短来发展功能性的肌腱固定术抓握。

2.肌力训练

SCI 患者可以运用工作肌群来完成平时不能完成的动作,以此来代替已经丧失功能的肌群。例如,截瘫的患者可以依靠骨盆上背阔肌的活动帮助推动重心转移;四肢瘫患者运用胸大肌可产生主动的呼吸等。因此,要对患者进行一定的肌力增强训练,其中应该主要进行训练的肌群有背阔肌、肩和肩胛带肌、上肢肌、腹肌等。

3.行走的训练

根据患者截瘫水平的不同,可以选择适合的支具固定膝、踝关节。利用双杠或双拐、助行器练习站立和行走。如果患者的臀大肌尚未恢复,因此在站立时就会使得髋部不稳,为了保持平衡,应该使腰部适当前凸。

4.轮椅的运用

很多的患者在康复的过程中都需要轮椅的帮助,因此要注意训练上肢的力量和耐力。在运用轮椅的过程中,技术上包括前后轮操纵,左右转、进退操纵,前轮翘起行走和旋转操纵,上楼梯训练以及下楼梯训练。注意每坐 30 分钟,就应抬起臀部,以免坐骨结节受压而产生压疮。

5.职业训练

患者在致残而不能从事原来的职业之后,可以根据自身的条件、爱好、文化水平等选择一种可以自食其力的职业,如写作、打字、编织、雕刻、绘画等,以此来减轻家人和社会的负担,恢复生活的信心。

6.心理康复护理

很多的脊髓损伤患者都会产生一定的心理问题,如家庭和患者对残疾的认识与接受程度低,患者个人产生抑郁,SCI后的婚姻状况、SCI后的自杀,独立生活问题、教育及就业等问题。护理人员应该对这些问题有全面的了解,并同患者的家人进行合作,以此来对患者进行开解,提高生活的质量。

四、康复护理指导

(一)学习自我护理

在对患者进行康复护理的过程中,要注意帮助患者从协助护理转为自我护理,提高患者的自主生活能力,预防并发症的产生。

(二)养成良好的卫生习惯

患者在住院期间或是出院之后,都要培养患者良好的卫生习惯,尤其是预防肺部和泌尿系感染,为患者提供一个健康、安全的修养环境。

(三)注意进行心理疏导

对患者的心理疏导应该贯穿与整护理应贯穿整个康复护理的过程之中,帮相互患者培养良好的心理素质,最大限度地激发出患者的潜在能力,提高功能训练水平,改善生活质量。

(四)注意饮食调节

要注意对患者的饮食进行调节,多食用热量较多的多纤维素食物,及时补充训练时机体消耗的能量;多吃蔬菜、水果减少便秘;多食一些酸性食物,减少食用高脂肪的食物。

第四节　脑性瘫痪的康复护理方法

在一些发达国家,小儿脑瘫的发生率大约为 2‰,而在我国的发生率为 1.5‰~5‰。脑瘫患儿的主要表现为运动障碍,并且对患儿的能力、个性、认知以及与家庭、社会的关系都会产生影响。积极探索小儿脑瘫的有效康复治疗与护理方法，对全世界的医学工作者来说都是一项重要的临床工作。

一、脑性瘫痪的定义

脑性瘫痪(cerebral palsy)简称为脑瘫，指的是出生前到出生后 1 个月内发育时期非进行性脑损伤所致的综合征，是小儿最常见的致残原因之一，其主要表现为中枢性运动障碍及姿势异常。

造成脑瘫的病因比较复杂，可能发生在出生前，如各种原因导致的胎儿脑发育异常；可能发生在出生时，如分娩时严重缺氧、窒息、早产、产伤等；也可能发生在出生后，如黄疸、脑炎、脑损伤等。其中最为常见的一个致病原因是早产。对所有患有脑瘫的儿童来说，其中约 50％都是早产儿。

二、脑性瘫痪的功能障碍及评定

(一)脑性瘫痪的功能障碍

1. 运动障碍

脑瘫儿的运动发育异常，翻、坐、爬、走等运动都要明显落后于正常儿童。脑瘫儿的肌张力机制受到损伤，可出现肌张力增高导致肢体僵硬；肌张力波动也会导致肢体徐动；肌张力降低会导致肢体松软，不能维持的正常体位；肌张力不协调会导致共济失调。

2. 感觉障碍

较为常见的感觉障碍主要是听力障碍和视力障碍。

3. 生活障碍

脑瘫儿的生活障碍极为严重，不论是进食、行走、排便还是更衣等日常活动都需要他人的协助才能完成。

4. 智力障碍

痉挛性脑瘫瘫儿多伴有智力低下，学习能力很低。

5. 人格与行为障碍

脑瘫儿在与人交往方面存在困难，这也就使得其人格发展也会受到影响，在性格上通常表现为内向、畏缩、依赖、固执、孤僻等。

(二)脑性瘫痪的康复护理评定

1. 运动障碍评定

正常小儿的运动和姿势发育在时间和顺序上都有一定的规律,但是脑瘫患儿的运动和发育却和正常小儿之间有着明显的差别。

表 6-6　脑瘫儿与正常儿运动发育比较

运动功能	正常儿	脑瘫儿
头部控制	4～6 个月时在任何体位下都能翻正头部,并保证头部在正中	不起头,姿势异常
翻身	6～8 个月能独立翻身	不能翻身
跪、爬	7～12 个月能手膝四点跪,7～8 个月开始爬,9 个月四肢爬,10 个月能爬高,18 个月能自跪	在正常时间范围内不出现相应动作
站立	8 个月能扶栏杆站起,10 个月独立站稳	达不到正常表现
行走	12～18 个月具备行走能力	不能行走或行走姿势异常

2. 肌张力及异常姿势评定

脑瘫儿的肌张力会出现过高或过低两种异常的状态,而肌张力的改变又会对关节的活动度产生影响。可以通过抱患儿的感觉、触摸肌肉以及被动运动患儿肢体、被动活动关节等方式来对小儿进行检查。由于脑瘫儿的肌张力异常,因此患儿会出现一些特殊的异常姿势,如图 6-8 所示。

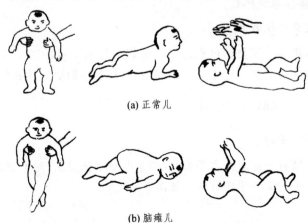

(a) 正常儿

(b) 脑瘫儿

图 6-8　正常儿和脑瘫儿的姿势比较

3.协调能力与精细动作评定

可以通过一些简单的动作和小实验,如指鼻试验、对指试验、轮替动作等就可以反映出小儿四肢的共济活动及手指的基本功能状况。

三、康复护理措施

(一)ADL 训练的护理

1.饮食护理

患儿在进食时,要保持稳定的坐姿,如果坐位困难可以用靠垫来帮助支撑,同时还要调整头和手的位置,应抬头,并使手位于胸前处于合拢状态,为进食创造条件;对弛缓性瘫痪的患儿应抱起来喂食,喂水;进食、进水时避免精神刺激或分散注意力。

2.语言交流护理

对语言康复医师的训练指导要积极配合,鼓励患儿说话并耐心听从患儿的讲话内容,即使听不懂也不能流露出不耐烦的情绪,避免给患儿造成心理压力。

3.排泄护理

对体力较好的患儿,要训练其独立使用坐厕排便;如果患儿的年龄或是体力不好,可以由护理人员协助排便。对患有尿失禁的患儿来说,要为其选用适当的集尿器,做保证患儿的卫生和尿道口的清洁,保证床单和衣物的干燥,预防泌尿系统感染。

4.文化礼仪教育

脑瘫患儿的康复的过程正处于他们成长和学习的时期,康复护理人员对有学习能力的患儿应给予帮助和指导,教会他们更多的礼仪和知识。

(二)不正确姿势的纠正

1.面对面抱法

对上肢有一定肌张力的患儿,要采取双手托臀法;对上肢无肌张力的患儿采取一手托头一手托臀法。如图 6-9 所示。

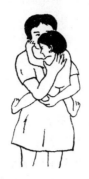

图 6-9 双手托臀法

2.面对背抱法

对手足徐动的患儿采取双手抱胸、腹法,为利于患儿头部和躯干的伸展则可采取双手抱膝法,如图 6-10 所示。

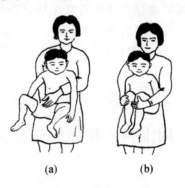

(a)　　　　　(b)

图 6-10 面对背抱法

3.安全保障的护理

(1)为了防止患儿在睡觉时发生坠床和跌伤的现象,应对卧床患儿加床档。脑瘫患儿由于运动障碍因此容易跌倒,因此应避免让其在坚硬或是坑洼不平的道路上行走。

(2)要保持患儿呼吸道的通畅,对呼吸道的分泌物及残存食物要及时进行清理,防止呼吸道阻塞,必要时还要给予氧气吸入。在进食和进水的过程中,要将动作放慢,避免呛入气管而发生窒息。

(3)要加强对患儿家长的康复知识教育,对可能发生意外的环境及时采取安全措施以防止损伤发生。

四、康复护理指导

(一)早发现、早治疗

婴儿在出生之后应定期到医院进行检查,尤其是对于那些在怀孕期间出现难产、早产或是新生儿窒息等情况的小儿来说就更要进行密切的观察。这样才能及早发现小儿脑瘫的情况,并尽早地加以合理治疗和综合的康复措施。

(二)指导家庭训练

家庭治疗在脑瘫患儿的康复过程中显得尤为重要,因为家庭是患儿接触的最多的一个场所,日常生活中如洗脸、更衣、吃饭、玩耍等动作训练会占据很大的比例。患儿可以通过自身的日常生活进行积累,从而达到训练的目的。因此应加强对患儿父母的培训和教育,树立起良好的心态和坚强的信念,同时也要帮助患儿树立起自信心,使患儿能够学会基本的生活技能,从而能够最终走向社会。

第五节　周围神经损伤的康复护理方法

周围神经损伤的临床发病率很高,并且在患病后造成的功能障碍较为严重。近年来,随着医学的不断进步,周围神经损伤的治疗效果得到了大大提高,但功能障碍的恢复离不开康复治疗。因此,对于周围神精损伤的患者要进行恰当的康复护理,以此来降低或减少并发症的产生。

一、周围神经损伤的定义

周围神经病损指的是,周围神经干或其分支受到外界直接或间接力量作用而发生的损伤。引起周围神经损伤的病因有很多,其中最为常见的是开放性损伤、牵拉伤和骨折脱位造成的损伤。在医学上,通常都将属于炎症性质的称为神经炎,而将受外力作用而发生损伤的称为周围神经损伤,将由于营养、代谢障碍、中毒等所致的称为周围神经病。

二、周围神经损伤的功能障碍及评定

（一）周围精神损伤的功能障碍

1.感觉障碍

（1）主观感觉障碍。

主观感觉障碍指的是在没有任何外界刺激的情况下出现的感觉障碍。主要表现为以下几种情况：

1）自发疼痛。由于损伤的程度、部位和性质都各不相同，因此也会出现不同的疼痛，如刺痛、跳痛、刀割痛、牵拉痛、灼痛、胀痛、触痛、撕裂痛、酸痛、钝痛等，同时还会伴有一些情感症状。

2）感觉异常。如局部麻木、冷热感、潮湿感、震动感，其中麻木感是最为常见的感觉异常。

3）幻肢痛。周围神经损失伴有肢体缺损或截肢者有时会出现幻肢痛的情况。

（2）客观感觉障碍。

周围神经损伤患者的客观感觉障碍主要包括：感觉减退；感觉丧失；感觉过敏，以痛觉过敏最多见，其次是温度过敏、感觉过度、感觉倒错等。

2.运动障碍

由神经支配的某些肌肉会出现迟缓性瘫痪、肌张力降低、肌肉萎缩等症状。如臂丛神经损伤者，由于上肢运动障碍因此会对患者的进食、个人卫生、家务活动以及写字等手精细动作都会产生影响。

3.自主神经功能障碍

自主神经为刺激性病损时，患者会出现皮肤发红、皮温升高、潮湿、角化过度及脱皮等；有破坏性病损时，则会产生皮肤发绀、冰凉、干燥、无汗或少汗，皮下组织轻度肿胀，指甲（趾甲）粗糙变脆，毛发脱落，甚至发生营养性溃疡等现象。

（二）周围精神损伤的康复护理评定

1.感觉障碍的评定

对感觉功能的恢复评定可以采用英国医学研究院神经外伤学会的六级分级，如表6-7所示。

表 6-7　周围神经病损后的感觉功能恢复等级

恢复等级	评定标准
0 级	感觉无恢复
1 级	支配区皮肤深感觉恢复
2 级	支配区浅感觉和触觉部分恢复
3 级	皮肤痛觉和触觉恢复,且感觉过敏消失
4 级	感觉达到 3 级水平外,两点辨别觉部分恢复
5 级	完全恢复

2.运动障碍的评定

在上肢病损时应注意检查手的灵活性和做精细动作的能力,下肢应作步态分析。在测定时要将需要检查的部位裸露出来,保证体位的标准,要正确检查被测肌肉的收缩活动,防止代偿运动,从而评定出障碍程度和残存的潜力。

可以采用英国医学研究神经外伤学会对运动功能恢复情况的评定方法,该方法将神经损伤后的运动功能恢复情况分为六级,如表 6-8 所示。

表 6-8　周围神经病损后的运动功能恢复等级

恢复等级	评定标准
0 级	肌肉无收缩
1 级	近端肌肉可见收缩
2 级	近、远端肌肉均可见收缩
3 级	所有重要肌肉能抗阻力收缩
4 级	能进行所有运动,包括独立的或协同的运动
5 级	完全正常

3.电生理学评定

采用电生理学进行评定使,通常会使用的方法主要有:肌电图、直流感应电测定、强度—时间曲线、神经传递速度及躯体感觉诱发电位等。

三、康复护理措施

(一)作业疗法

根据肌力及肌耐力的实际检查结果,可以对患者进行 ADL 训练、编织、打字、木工、雕刻、刺绣、泥塑、修理仪器、文体和娱乐活动等。根据患者的恢复程度，可以逐渐增加作业的难度，并适度延长作业的时间，防止由于感觉障碍而引起机械摩擦性损伤。

（二）运动疗法

运动疗法是周围神经损伤的恢复的一项重要措施。其具体的实施步骤是：

1. 保持功能位

使用一些辅助工具，如矫形器、石膏托、毛巾将受累肢体的各个关节保持在功能位。

2. 被动运动和推拿

可以使用借助器械或是直接对受累患处进行被动运动，也可以采用推拿的方式，以此来改善患者的血液循环、延缓肌肉萎缩。

3. 主动运动

如果患者的神经损伤程度较轻，那么就可以根据患者实际的病损神经和肌肉瘫痪程度来制定专门的运动处方，运动量由助力运动—主动运动—抗阻运动的顺序循序渐进。

（三）感觉训练

在对患者进行感觉训练时，可以先进行触觉训练，然后再进行震动觉训练。在后期训练中需要患者对多种物体不同大小、形状、质地和材料的物质分别进行鉴别，在训练时可以将一些不同大小、形状、质地、材料制成的物体放在布袋中让患者用手触摸辨认，如硬币、钥匙、饰品、钢笔等。

（四）心理康复护理

在于大多数的周围神经损伤的患者来说，他们经常会对患病后恢复的程度、家庭的经济负担、工作目的的延误等方面表示担心，由此在心理上就会出现急躁、焦虑、抑郁、躁狂等问题。在这种情况下就可以采用医学教育、心理咨询、集体治疗、其他患者示范等方式来消除或减轻患者的心理障碍，从而能够充分发挥出患者的主观能动性，积极配合康复治疗。

四、康复护理指导

(一)注意保护、防止伤害

注意对患肢进行保护,避免他人的碰撞,防止患肢体遭受二次伤害;要经常告知患者要常意识到无感觉区的存在,从而促进感觉功能的恢复,加强深、浅感觉的训练。

(二)家庭要全力支持、帮助

患者的亲人和家属要熟练掌握一些被动、简易器械牵引的方法,积极配合患者在家里继续治疗,帮助患者早日恢复健康。

(三)尽快适应生活

在对患者不造成损伤的前提下,要鼓励患者尽可能多地使用患肢,做一些简单的家务,学会生活自理,将康复训练贯穿于患者的日常生活之中。

第七章 运动系统疾病的护理方法研究

在日常生活中,运动系统的疾病也是常见的造成患者行动受限的疾病种类之一。常见的运动导位疾病主要包括颈椎病、肩周炎、腰椎间盘突出等,本章将详细介绍这几种疾病对人身体造成的影响及其康复护理方法。

第一节 颈椎病的康复护理方法

一、概述

(一)什么是颈椎病

颈椎病又称颈椎综合征,是颈椎骨关节炎、增生性颈椎炎、颈神经根综合征、颈椎间盘脱出症的总称,是一种以退行性病理改变为基础的疾患。颈椎病的发病原因包括:颈椎长期劳损、骨质增生,椎间盘脱出、韧带增厚等,这些病因会迫使颈椎脊髓、神经根或椎动脉受压出现颈椎病症候群。

(二)颈椎病的类型

1. 颈型

颈型也叫"局部型",它是由于颈椎间盘退行性改变引起颈椎局部疼痛或反射性地引起枕颈肩都疼痛,致使颈部活动的一定的受限。局部型的颈椎病其症状大多数情况之下都比较轻微,其临床表现主要集中为颈部的一系列症状,如颈部一侧或双侧斜方肌压痛等。

2. 神经根型

这种类型的颈椎病是因为颈部受到颈椎间盘退行性改变的刺激,压迫脊部神经根,引起感觉、运动功能障碍。神经根型颈椎病主要表现为与脊神经根分布区域相一致的感觉、运动及反射出现功能性障碍,严重时甚至会造成这些功能的暂时丧失。神经根型颈椎病的临床表现主要是肌力改变和感觉障碍。

3.脊髓型

脊髓型颈椎病是由于颈椎间盘退行性改变造成脊髓受压和缺血,引起脊髓传导功能障碍。一般情况下,脊髓型的颈椎病的主要症状是双下肢的肌力减弱,这一症状也是临床上常用的诊断该类型颈椎病的常用手段。

4.椎动脉型

椎动脉型颈椎病是由于颈椎动脉受到各种机械性或动力性因素的刺激或压迫,致使出现以椎基底动脉供血不全的一种症候群。椎动脉型颈椎病的症状比较复杂,比如偏头痛、耳鸣、眩晕、猝然昏倒等。一般诊断该类型的颈椎病需要 X 光片进行辅助。

5.交感神经型

这种颈椎病是受到颈椎间盘退行性改变的刺激,造成颈部交感神经纤维受到压迫而引起一系列反射性症候群。交感神经型颈椎病的症状主要有头痛、心慌、胸闷、肢凉等,一般情况下不会出现上肢放射痛或麻木感。

在临床中,一般很少出现单独的各型颈椎病,最常见的是同时存在两型或以上的各种症状,即为混合型颈椎病。主要通过临床的各种检查方法以及对病情的评估,针对患者的情况制订康复护理计划。

(三)颈椎病的主要功能障碍

颈椎病是一种常见的运动系统疾病,并且在发病的初期症状不明显,经常被人们所忽视。对颈椎压迫较重的人,应该加强运动,将颈椎病杀死在摇篮里。

颈椎病会引起头、颈、肩、背、手臂酸痛,颈部僵硬,造成头晕、头痛、恶心呕吐,少数可有眩晕、猝倒;有肩背部沉重感,上肢无力,手指发麻;或下肢无力,步态不稳。如果当症状得不到缓解,会对生活和工作带来严重的影响,一般来说颈椎病引起的主要的功能障碍有三个。

1.活动受限

局部的酸痛和颈部僵硬会导致手臂和颈部的活动受限。有的病情严重者还会出现步态不稳。大部分颈椎病患者都会出现不能抬头视物以及眩晕,这极大地影响了患者的活动。

2.疼痛

颈椎病导致的疼痛可能局限在一定部位,也可能放射至更大的范围。

引起疼痛的原因较多,如肌肉劳损引起的酸痛、椎底动脉供血不足引起的头痛等,这些不同性质的疼痛严重影响患者的生活质量。

3.心理问题

由于颈椎病的康复需要较长的时间,并且经常由于患者的生活或工作习惯导致病情出现反复,对患者产生的影响较大,导致出现一系列的不良情绪,影响康复的进展。

二、颈椎病的康复护理方法

(一)颈椎牵引

颈椎牵引是治疗颈椎病常用的有效方法之一。适应证有颈型及脊髓型以外的各型颈椎病。禁忌证有颈椎及周围组织结核、血管瘤、肿瘤等疾病,脊髓受压严重,牵引后症状加重者等。

1.作用

(1)增大椎间隙和椎间孔,解除神经血管受压,改善血液循环,消除水肿、疼痛。

(2)使肌肉松弛,缓解肌肉痉挛。

(3)整复突出的间盘物质。

(4)改善颈椎曲度。

2.方法

一般常用枕颌带牵引法,病人取坐位或卧位,以坐位多用。

(1)角度。颈椎屈曲,牵引角度较小时,最大应力位置靠近颈椎上段;牵引角度增大时,最大应力位置下移。因此,要根据 x 线片所明确的病变部位选择牵引角度,同时询问病人舒适感调整角度。一般上颈段病变宜采用 0°～15°屈曲位,下颈段病变宜采用 20°～30°屈曲位。

(2)时间。一般每次 10～30 分钟,年老体弱者时间可短些,年轻体壮者时间可长些,每天 1 次,2～3 周为 1 个疗程。

(3)质量。开始质量为体重的 7%～10%,以后逐渐增加,最大可达 12～16 kg。

(4)方式。多数用连续牵引法,也可采用间歇牵引法,间歇与牵引的时间比例为 3∶1 或 4∶1,但间歇时重量不恢复至零。

3.注意事项

(1)治疗前先询问病人有无恶心、眩晕或其他不适症状,了解病情。

（2）确定是否需要牵引及牵引重量，按病情而定。

（3）牵引过程中要了解病人反映和感受，如有不适或症状加重应及时停止牵引，查找原因调整或更改治疗方案。

（二）颈托与围领

颈托和围领在颈椎病急性发作时使用，主要起制动作用，限制颈椎过度活动，且行动不受影响，这一方法有助于组织的修复和缓解症状。选择合适的颈托和围领，使颈椎处于中立位，有助于保证颈椎稳定性。

（三）睡枕与睡姿

1.睡枕

合适的枕头对预防和治疗颈椎病具有重要的作用，比药物治疗具有更好的优势。就一般人的颈部肌肉和骨骼形态而言，中间低、两端高、颈肩缘稍高的马鞍形比较适合使用。枕头高度由颈的长短决定，一般 $10\sim15$ cm，枕芯软硬度以舒适为准。

2.睡姿

枕头至于颈后下，保持头轻度后仰的姿势，以符合颈椎的生理曲度。仰卧时枕高应为病人的双肩宽与颈部之差的一半，侧卧时枕与肩同高，保持头与颈在一个水平上，以便于颈肩部肌肉放松。颈椎后缘增生明显者枕头可相应偏高；黄韧带肥厚及钙化者枕头应偏低。

（四）物理治疗

利用各种物理因子对人体的刺激作用引起各种反应来调整人体的生理功能，是一种无创治疗，病人易于接受，也具有较好的疗效。常用方法如：超声药物离子透入、超短波疗法、调整中频疗法、超短波电疗法、红外线疗法、磁疗、针灸、按摩、运动疗法等。

（五）手术治疗

脊髓型颈椎病脊髓受压严重或（和）脊髓症状明显者宜早手术，拖延时间过长会造成病情的进一步恶化。手术前配备好颈围，术后症状稳定后可戴上颈围下床活动，同时做远端肢体运动。如果康复进程顺利，颈围在6～8周后即可去除；如果康复效果不好，应谨遵医嘱。

（六）心理护理

（1）解释病情，让病人清楚地了解颈椎病的发病特点及治疗康复规律，使病人有长期治疗的心理准备,鼓励病人积极治疗,保持乐观。

(2)积极解释病人提出有关颈椎病的问题,治疗效果、康复时间、预后注意事项等;解答问题时要和蔼亲切、态度耐心,如有临床方面的问题可询问临床医师后转达给病人;让病人感受到医护人员的热情态度,从而积极配合治疗。

(3)对焦虑和烦躁病人认真询问病情,解释病人的情绪差会对病情产生严重不良影响;同情和理解病人的心情及感受,同病人共同分析产生不良情绪的原因,尽可能帮助病人消除不良情绪的诱发因素;对病人的配合给予鼓励,帮助病人缓解不良情绪,尽快恢复。

三、康复教育

(1)正确认识颈椎病的相关知识,并了解自身的病情发展情况。

(2)采用正确的生活方式。如用合适高度的枕头、睡硬板床等方法来保持脊椎的生理弯曲;工作生活中采用正确的坐姿;定时适当活动颈椎与肩部;定时抬头远视等,有效防止颈椎病的进一步发展。

(3)采用合适的康复措施。根据医生的诊断分型,采用适当的康复措施,防止不适当的康复措施加重活动障碍。

(4)坚持锻炼。颈椎病的康复需要患者长时间的坚持。

(5)防寒防湿。颈椎病患者疼痛常与风寒、潮湿等季节气候变化有密切关系。如风寒使局部血管收缩,血流速度降低,有碍组织的代谢和血液循环。故应防止颈部受风、受寒。

(6)指导患者及家属学习简单有效的自我按摩操。

第二节　肩关节周围炎的康复护理方法

一、概述

(一)什么是肩关节周围炎

肩关节周围炎的简称是肩周炎,也叫凝肩、冻结肩、五十肩等,临床表现以肩部疼痛与功能障碍为主要特征,早期以肩部疼痛为主,然后逐渐发展为肩关节活动受限,甚至肌肉萎缩无力。

（二）主要功能障碍

肩周炎早期的主要功能障碍为肩关节疼痛而至活动范围受限,由于先有与活动相关的疼痛存在,故而病人不敢活动,久而久之造成肩关节周围粘连,使肩关节活动度进一步受限,尤其是外展、内旋等肩部活动,其中又以外旋受限最为明显,最终导致肩关节发生挛缩增生等器质性变化,严重影响了病人的工作和生活。

二、肩周围炎的护理

（一）急性期

肩周炎的急性期一般持续 2～4 周,这一阶段的治疗以缓解、解除疼痛为主,主要方式有吊带制动、封闭疗法、电疗法、温热敷、冷敷等物理治疗方法解除疼痛。必要时需服用镇痛剂。

（二）慢性期

肩周炎的慢性期又称为粘连期,这一阶段的病情持续时间难以界定,可能会持续几周,也可能会持续一年以上。这一时期的康复治疗以恢复关节运动功能为重点,主要方法有理疗、推拿按摩、针灸、火罐等。其中比较有效且常见的方法是理疗和按摩。

（1）理疗,是指用电、光、声、磁、冷、热等物理疗法对病灶进行康复治疗,可以适用于肩周炎治疗的各个阶段。

（2）推拿是我国传统医学的一种治疗方法。在患病早期一般用轻手法,待疼痛减轻后可增加主动运动,辅助治疗。

（三）恢复期

肩周炎的恢复期以消除残余症状为主要护理目的,并通过加强功能锻炼逐渐增强肌肉力量,恢复肌肉功能。恢复期的主要护理方式有三种,不同病情的患者可以根据自身情况进行合理的选择。

1. 徒手操

（1）患者立位,弯腰 90°,上肢自然下垂,双上肢交替做前后、左右摆动及画圈动作。

（2）患者立位,面对墙,足尖距墙一定距离,将患侧上肢前屈触墙,尽量上移至最高处。

（3）患者侧立位，患侧对墙，足与墙保持一定距离，将患侧上肢外展上举以指尖触墙上移至最高处。

（4）患者立位，背靠墙，屈肘，将上臂及肘部靠拢体侧并贴紧墙面，以双拇指触墙，再反向触胸。

（5）患者立位，双手体前相握，前屈上举过头顶，触枕部。

（6）患者立位，双手背后相握，以健侧带动患侧内收，再以拇指沿腰椎棘突上移至最高处。

2. 器械操

（1）棍棒操。双手体前握棒，臂前屈上举、放下动作；双手体前握棒，臂前屈上举左右摆动作；双手背后握棒，臂后伸、放下动作；双手背后握棒，臂后伸左右摆动及屈肘上提动作；双手背后握棒，以健手握棒上端，患手反握棒下端，斜背棒并向健侧后伸上提；双手握棒两端，向左右侧上方交替外展（图 7-1）。

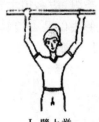 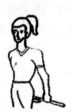 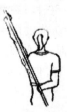 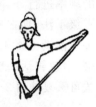

Ⅰ.臂上举　　　　Ⅱ.臂后伸　　　　Ⅲ.臂后伸上提　　　Ⅳ.臂左右交替外展

图 7-1　棍棒操

（2）吊环操。坐位或立位，双手握住吊环，通过滑轮，以健肢拉动患肢前屈上举、两侧外展、后身上拉（图 7-2）。

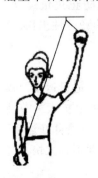 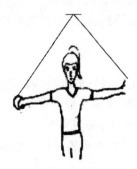 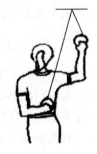

Ⅰ.前屈上拉　　　　　Ⅱ.外展上拉　　　　　Ⅲ.后伸上拉

图 7-2　调换操

（3）肩梯操。患者面对或侧对肩梯，前屈或外展患肢，用手指逐步爬高，以增加肩前屈和外展的范围。

（4）肩关节回转训练。患者面对回转训练器，调整手柄在滑动杠上的位置，使患肢伸直做绕环回转动作。

（5）拉力操。患者面对、侧对或背对拉力器，患手握住拉力绳柄，拉动训练患肩相关肌肉。

（6）手指爬墙。面对墙壁，用双手或患手沿墙壁徐缓地向上爬动，使上肢尽量高举，然后缓慢向下回到原处，反复进行。

3.肩关节松动术

关节松动术可以改有效地改善肩部的血液循环及营养代谢、松解组织粘连、缓解疼痛。一般来说，关节松动术的主要手法有摆动、滚动、推动、旋转、分离和牵拉等。在急性期，因疼痛剧烈，应多用较为柔和的一级手法，即在肩关节活动的起始端进行小范围地松动按摩，以每秒 1～2 次的频率进行，时间为 45～60 秒；在缓解期，因肩关节活动受限，应多用二、三级手法，即在肩关节活动范围内大幅度的松动，这两种手法以是否接触关节活动的终末端来区别，时间为 60～90 秒；三、四级手法都接触终末端，对改善活动度效果显著，但若使用不当，可引起较明显的疼痛。每种手法可重复使用 2～3 次。

三、康复教育

（一）注意生活护理

叮嘱病人注意保护肩关节，注意防风受寒、防止外伤、防止过量运动。尽量减少患臂提重物或过多使用肩关节，以免造成进一步的疲劳性损伤。

（二）坚持运动训练

学会各种主动运动及辅助运动的方法，训练应劳逸结合，适量运动。疼痛加重时应注意休息，放松肌肉和局部自我按摩。游泳既可以扩大关节活动度范围，又可以增强上肢肌力，是肩周炎病人可以进行的一项良好运动。游前宜先活动上肢，待活动度有所改善后再开始游，游泳速度不宜太快。

（三）学会摆放良肢位

病人学会良肢位的摆放，应尽量选用仰卧位和健侧卧位，避免使用俯卧位和患侧卧位，以免加重病情。

（四）适宜理疗方法

适当的采用理疗的方法，如热敷法和寒冷疗法，以减轻肩部疼痛，从而能够更好地进行康复运动。

第三节 腰椎间盘突出的康复护理方法

一、概述

（一）什么是腰椎间盘突出

腰椎间盘突出症是因椎间盘劳损变性、纤维环破裂或髓核脱出等，刺激或压迫脊神经、脊髓等引起的一系列综合征的总称。多发生于青壮年 $L_4 \sim L_5$、$L_5 \sim S_1$ 间隙的发病率最高。

（二）腰椎间盘突出的病因

（1）腰椎间盘的退行性改变随着年龄的增长，纤维环的坚韧程度的降低，髓核的含水量的降低，弹性下降，椎间盘变薄，结构松弛、失稳，引发腰椎间盘突出症。

（2）受到外力的长期反复作用，比如弯腰、扭转等，这些动作会对腰椎造成的轻微损害，当这种损伤积压的一定程度的时候，就会造成腰间盘的病变。

（3）其他因素，比如凉、寒、湿等都可诱发腰椎间盘突出，另外，妊娠、脊柱发育异常、脊柱滑脱、脊柱骨折、脊柱手术也可能会引发该病症。

（三）腰椎间盘突出的主要功能障碍

1.腰部疼痛，活动受限

疼痛是大多数腰椎间盘突出症病人最早出现的症状，也是最常见的腰椎键盘突出功能障碍，并主要表现为腰部急性剧痛或持续的钝痛，站立、行走、用力大便、大声咳嗽和打喷嚏时会加剧。但当髓核突破纤维环或后纵韧带时腰痛反而会减轻。

2.放射性的腿痛

这是由于坐骨神经受到刺激放射至患侧下肢引起的,是腰椎间盘突出症最常见的症状和功能障碍之一。这种疼痛感下腰部向同侧臀部、大腿后方、小腿外侧直至足部的放射性疼痛,严重者有从腰至足的点击样剧痛,病人经常由于疼痛而呈跛行步态,且多伴有患下肢的麻木感。

3.马尾神经受压

这种功能障碍的出现是由于突出的髓核或脱垂游离的组织压迫马尾神经而引起的症状,表现为会阴部、双侧大小腿及足跟后方麻木、刺痛、大小便及性功能障碍等。

二、腰椎间盘突出症的康复护理

(一)非手术治疗的康复护理

1.卧床休息

卧床休息及限制活动患者取平卧位,特别是垫高小腿使髋和膝屈曲、髂腰肌放松的平卧位,可使椎间盘内压降至最低水平,这种休息体位对于消肿、止痛、缓解症状有很好的作用。选用硬板床,卧床时间以 2～3 周为宜。过久的卧床会引起肌萎缩、骨质疏松,还可能造成心理障碍,不利于功能恢复。早期起床后宜站立与卧位交替,取坐位时宜使椅背后倾 20°左右,并在腰后置靠垫以维持腰椎的生理性前凸。

2.牵引辅助

腰椎牵引通过牵引可增加腰椎间隙,降低椎间盘内压,促进膨出的椎间盘回缩;可改善局部的血液循环,缓解肌痉挛。腰椎牵引主要适用于存在神经根刺激症状时,多用自动牵引床平卧牵引,每次牵引 20～30 分钟,每日 1～2 次。

3.按摩治疗

按摩治疗是中国治疗腰椎间盘突出症最常用的疗法之一,手法丰富,有擦、揉、推、滚、按、搓、抖、扳、拍打等,作用不尽相同。按摩治疗的时间应该把握好,每次约为 15～20 分钟,手法宜由轻而缓到重而快,然后又回到轻而缓,以达到最好的治疗效果。

4.运动疗法

运动疗法可增强椎间盘突出症患者的腰腹肌力量,提高腰椎稳定性,帮助患者稳固治疗和恢复效果。患者经过一系列的康复治疗,病灶处的症状得到初步缓解后,应该尽早开始卧位腰腹肌运动,但要避免腰椎明显屈曲或过伸的动作,至少持续 3 个月,以后适当进行巩固性锻炼。神经根症状消失后应开始恢复脊柱活动度的练习。

5. 其他康复手段

其他有效的康复手段,理疗、口服药物、注射肾上腺糖皮质激素等方法如果对病情的恢复具有比较好的效果,也应该配合上述手段同时进行,以加速症状的缓解。

(二)手术后的康复护理

1. 心理护理

很多患者以为手术做完之后病情就会顺利得到缓解,并且会迅速恢复健康,因此会对康复治疗存在一定的轻视心理。事实上,患者在术后必须密切配合康复护理才能达到治疗的最佳效果。患者在术后症状缓解明显的情况下,也不能盲目乐观、随意活动,一定要与医护人员配合巩固好恢复的效果;术后症状无较大改善者,也不能过于焦虑,因每个病人的身体状况和病情轻重都有所不同,因此恢复所需要的时间和速度也存在很大的差异。

2. 卧床休息

腰椎间盘突出症患者术后需要保证自己的休息,尤其是卧床休息,根据自己的身体状况和病情的恢复情况,确定合理的卧床休息时间和间隔。一般而言,术后患者要在 3～4 周保证自己足够的卧床休息时间。术后的 4～6 小时内应平卧,不宜过早翻身,以免引起伤口活动性出血。4～6 小时以后可由护士协助翻身 7 天以后可根据患者的体质,结合病情考虑是否可主动翻身或协助翻身。

3. 运动辅助

术后患者需要一定的量的运动来防止神经根粘连。一般来说,术后早期的直腿抬高练习是经常会使用的一种运动辅助治疗动作。通常,术后麻醉消失后,即应在应用镇痛药物的(如镇痛泵)前提下,协助患者做直腿抬高,初次由 30°开始,逐渐加大抬腿幅度。第 3 天后应鼓励患者做主动直腿抬高动作。

4. 术后活动

向患者讲明术后活动的目的及重要性,鼓励患者主动进行锻炼。术后卧床期间应坚持四肢活动锻炼,如扩胸、足踝及膝关节的活动。这不仅可以有效地预防肌肉萎缩,而且对增强机体血液循环、提高免疫状态、促进愈合、预防并发症等均有益。术后 1 周可在床上开始腰背部锻炼,提高腰背肌力,增强脊柱稳定性。

三、健康教育

(1)在日常生活中注意维持正确的站姿、坐姿、劳动姿势,保持正常的腰椎生理前凸,避免病情的反复。

(2)适当的运动可预防腰椎间盘突出症的发生。因此,对腰椎间盘突出症患者而言,可进行一定量的运动来保证腰腹肌的力量,增加腰椎的稳定性,巩固疗效,避免复发。

(3)避免在腰椎侧弯或扭转时突然用力,避免直腿弯腰搬物等。

(4)腰痛患者避免穿高跟鞋,以软底平跟鞋为宜。

第四节 关节炎的康复护理方法

一、概述

(一)什么是关节炎

对于关节炎我们并不能单纯的进行理解,其所包含病症表现范围比较大,具体来是泛指累及关节的各种炎症性疾病的统称。关节炎的病因复杂,其主要表现为疼痛、肿胀、变形以及运动障碍,重者造成肢体畸形,甚至形成残疾。

(二)关节炎的主要种类

1. 类风湿关节炎

类风湿关节炎是一种累及周围小关节为主的多系统炎症性的自身免疫性疾病。类风湿关节炎的基本病理表现为滑膜炎,其最大的特点是临床上表现出来的对称性,周围性多关节的慢性炎症,表现为关节疼痛和肿胀反复发作,逐渐导致关节破坏、强直和畸形,尤以掌指关节、近端指间关节和足趾关节多见。类风湿性关节炎的发病一般都伴随有全身症状。炎症活动期清晨起床后有明显关节僵硬(晨僵)。本病发病隐蔽,致残率高。类风湿性关节炎的好发年龄一般为 20～45 岁,也以女性多见。

2.骨性关节炎

骨性关节炎是一种慢性退行性关节炎,又称为退行性关节病、增生性关节炎等。骨性关节炎的主要病发原因是关节软骨退行性改变和继发性骨质增生。骨性关节炎最突出的临床表现是疼痛群,关节负重或过度活动后疼痛感明显加剧,休息后减轻,还有一部分患者再休息后症状的缓解也不明显。骨性关节炎通常会有关节肿胀,活动受限以及畸形等。骨性关节炎的发病年龄一般是 50 岁以后,发病人群以女性居多。

(三)主要功能障碍

(1)疼痛是关节炎患者最常见的功能障碍。

(2)关节活动受限早期因疼痛可限制关节活动,缓解后恢复。后期因骨质破坏、关节畸形等使关节活动受限,严重者会导致残疾。

(3)肌力降低疼痛、制动可导致肌力降低。

(4)ADL 能力降低疼痛、活动受限、关节畸形可影响 ADL 能力。

二、康复治疗和护理

(一)类风湿关节炎的康复治疗和护理

1.急性期类风湿关节炎的治疗和护理

(1)休息时应该注意采用正确的体位,并科学的安排休息的时间和频率。

(2)夹板外固定可以有效地保护病变关节,但要把握好时间,如果长期固定,可能会发生挛缩僵直,使病情更加复杂。

(3)药物应用。酌情使用非甾体类抗炎、镇痛药物,如吲哚美辛、布洛芬、萘普生等,类风湿关节炎诊断明确者还可加用作用慢的抗风湿药,如甲氨蝶呤、柳氮磺吡啶、雷公藤等。

(4)适当进行关节活动。防止肌萎缩和关节粘连挛缩等。

2.亚急性期风湿性关节炎的治疗和护理

这一阶段的病情已经稳定,但过度进行关节活动会使病情加重。重点是改善患者全身状况,防止病情恶化及畸形发生。除适当休息、继续用药改善病情外,应加强日常生活活动能力锻炼,训练助行器的使用及进行相应心理康复工作,预防残疾发生。

3.慢性期的类风湿性关节炎的治疗和护理

此阶段主要采用理疗、运动治疗,增加关节活动度和提高肌力及肌耐力。在治疗师指导下每日进行 1～2 次运动,每次每关节进行 8～10 次运动,循序渐进,以主动运动为主进行功能恢复锻炼。

(二)骨性关节炎的康复治疗和护理

1.劳逸结合

适当休息与运动结合可以有效缓解骨性关节炎的相关症状,但对于急性渗出肿胀期患者来说,应以卧床休息为主,并根据病情的需要进行必要的夹板固定。在卧床休息期间,患者应该配合护理人员进行等长肌收缩等基本活动,以防肌肉萎缩。一旦疼痛明显减轻则应适当增加主动运动,以防肌萎缩及关节挛缩粘连,恶化病情。

2.药物辅助

药物酌情使用非甾体类抗炎、镇痛药物,如吲哚美辛、布洛芬、萘普生等,用以缓解疼痛和抗炎渗出。

3.物理疗法

物理因子治疗可有效止痛并促进局部代谢,改善血液循环,松解粘连等。物理疗法包括人工物理疗法和自然物理疗法两种。

(1)人工物理因素疗法。

1)电疗法,包括静电疗法、直流电疗法、离子导入疗法、电离空气疗法、电水浴疗法、射频疗法等。

2)磁疗法,包括静磁场、脉动磁场、低频磁场、高频磁场等疗法。

3)光疗法,包括红外线疗法、可见光疗法、紫外线疗法、激光疗法等。

此外,还有超声波疗法、水疗法、传导热疗法、冷冻疗法、运动疗法、拔罐疗法、电子生物反馈疗法等。

(2)自然物理因素的疗法。

自然物理疗法包括矿泉、气候、空气、日光、海水疗法等。

4.运动疗法

(1)关节活动度练习保持或增加关节运动度,预防关节挛缩。练习时要按关节本身的运动轴做充分的扩张运动,以不引起疼痛为度,如膝关节要做主动的充分的屈伸运动。

(2)等长收缩练习受累关节周围肌肉做等长收缩运动可增强肌肉力量,

预防废用性肌萎缩。等长收缩每次持续 5 秒,放松后再做,可重复 30～40 次。

(3)伸展运动伸展关节周围的肌肉和肌腱,预防挛缩,并可改善肌肉的协同动作,也有助于下肢关节炎患者改善步态。

(4)耐力运动一般可进行踏固定自行车训练,在膝关节不负重下进行适当的耐力运动,每次一般不超过 10 分钟,也可以做游泳、平地上步行等练习,但不宜在凹凸不平的路上或斜坡路上步行。

(5)支具及辅助器具应用有助于消肿及保持关节功能位。

三、健康教育

(1)向患者解释关节炎是一种慢性病,发病早期及时治疗能取得较好的效果。

(2)帮助患者做好与疾病进行长期斗争的心理准备,坚持按医嘱服药和进行自我康复治疗,加强家庭护理。

(3)避免各种诱发因素,如寒冷、潮湿、劳累、精神刺激等,防止病情反复。

(4)强调休息与康复锻炼相结合,每日坚持主动活动,不宜绝对卧床休息。

第五节　骨折的康复护理方法

一、概述

(一)什么是骨折

骨折是指各种原因导致骨的连续性和完全性中断。骨折的愈合受到年龄、感染、基础疾患、骨折的类型、具体的部位、软组织损伤的情况、治疗及康复的情况等因素的影响,愈合过程分为早期康复的血肿机化期(1～2 周)、中期康复的骨痂形成期(2～12 周)、后期康复的骨性愈合塑形期(12 周～3 年)三个阶段。骨折后患者的复位、固定和功能锻炼是治疗的主要环节,其中功能锻炼是骨折后的主要康复手段。

（二）病因

骨折的原因通常有直接暴力、间接暴力、肌肉拉伤、积累性损伤、骨病等，其中外伤最多见。根据骨折时软组织的损伤情况分为开放性骨折和闭合性骨折，根据骨折是否容易固定分为稳定性骨折和不稳定性骨折。

（三）主要功能障碍

1.关节活动障碍

骨折后制动使关节周围软组织如关节囊、韧带、肌腱等缺乏必要的牵拉而逐渐挛缩，使关节活动受限。制动影响关节滑液的分泌和流动，正常循环受阻，使软骨营养障碍及萎缩，关节软骨退变、破坏。

2.局部肌肉萎缩和肌力、耐力下降

肢体制动后肌肉的收缩功能受到限制，神经冲动减少，神经对肌肉的营养作用减弱，出现肌纤维萎缩，肌力及耐力随之减退。

3.肢体血液循环障碍

患者卧床肢体制动后，关节活动和肌肉收缩减弱，肌肉对血管、淋巴管的挤压作用减弱，引起血液循环障碍，进一步影响肢体的功能活动。

4.骨质疏松

骨折肢体制动尤其是下肢的制动会影响肢体正常的负重功能，肌肉运动功能受限，骨骼应力负荷减少，骨组织血液循环减少，妨碍了骨的正常代谢，造成骨质疏松。

5.肢体负重能力下降

骨折后，长期卧床或固定一个姿势的睡姿可引起坠积性肺炎、便秘、尿路感染、下肢血栓形成等。

6.心理行为障碍

由于疼痛及担心残疾等，同时因长期的卧床或制动会引发患者的焦虑、忧郁等负面情绪，这些心理行为障碍也成为影响患者日常生活和治疗的重要因素。

二、康复治疗和护理

（一）一般情况的护理

骨折后康复护理人员应首先了解患者的生命体征状况、骨折情况、外固定的稳定性,另外,还要关注患者心理状态及其变化等,在护理过程中尤其要防止压疮、尿路结石及感染、肺炎等并发症的发生。

(二)康复护理

1.康复护理的目的

骨折后的康复护理主要是采取各种措施促进血肿和渗出物的吸收,加速骨折愈合,防止关节粘连、僵硬和肌肉萎缩,使骨折较快愈合,恢复功能,尽可能减轻制动综合征或并发症。

2.基本方法

(1)体位疗法。

骨折部位用复位夹板等固定,抬高患肢,或患肢肌肉做静力性收缩,以促进静脉血、淋巴液回流,促进消肿。

(2)关节牵引。

通过牵引防止关节辅助结构及肌肉组织挛缩、粘连。

(3)运动疗法。

1)主动运动:为防止肌肉萎缩,减轻肿胀、粘连,促进骨痂形成,根据肌力的状况,尽量主动运动增加肌肉的工作量。

2)被动运动:借助辅助设备或人工活动关节,防止关节挛缩。

(4)理疗按摩。

用热疗、磁疗、超短波、离子导入、按摩等方法防止肌肉萎缩,减少瘢痕及粘连。

(5)作业疗法。

后期根据需要进行的各种手部操作、步行功能训练及平衡、协调功能训练等。

(三)骨折后的康复护理

1.第一阶段早期康复

伤后2周内,患肢肿胀、疼痛,骨折断端不稳定,容易再骨折或移位。此期康复护理的主要目的是促进血液循环,有利于消除肿胀和稳定骨折。通过抬高患肢、冰敷、主动静态收缩运动等方式使骨折处损伤反应开始消退,肿胀、疼痛减轻。主动运动根据骨折部位而异,上肢骨折做握拳、伸指和提肩举臂动作,腕肘关节不动;股骨骨折只进行股四头肌的舒缩和踝关节的屈伸活动,髋膝关节保持不动;脊柱屈曲型骨折可进行头、双肘和两足五点支撑的过伸活动。

（1）伤肢非固定关节的主动运动：伤肢近端与远端未固定的关节做各个轴位上的主动运动，必要时给予助力，以防止关节挛缩、关节周围软组织粘连。

（2）等长肌肉收缩练习：在固定 2～3 天后，局部疼痛、肿胀减轻后，开始进行固定部位不引起关节运动的有节奏的肌肉等长收缩练习，防止失用性肌萎缩。

2.第二阶段中期康复

伤后 2 周至骨折的临床愈合。患肢肿胀逐渐消失、疼痛缓解，骨折断端出现纤维连接，并逐渐形成骨痂，骨折处稳定。此期在巩固第一阶段的基础上，进一步减轻肌肉萎缩，促进血液循环促进骨折愈合，康复训练除患肢肌肉的等长收缩和未固定关节的屈伸运动外，患者开始对近端与远端未固定的关节进行各个方位的运动，并逐渐对患肢从被动、助力运动、主动运动到抗阻运动进行功能训练。上肢骨折可不卧床，下肢骨折应尽量缩短卧床时间；脊柱骨折可在矫形器辅助下适当下床活动。

（1）扶拐支撑下的功能练习：下肢骨折患者，病情允许时，鼓励患者尽早下地在扶拐保护下进行下肢负重练习，加快骨折端愈合。同时加强健侧肢体的活动训练，包括主动运动及抗阻力运动，使健侧肢体的能适应日常活动与必要的负重。

（2）累及关节面的骨折：在固定 2～3 周后，根据个人情况可取下固定物，进行不负重的运动，并逐渐增加活动范围。

（3）物理治疗：适时地应用物理治疗，促进血液循环、减轻疼痛，减少粘连，防止肌肉萎缩及促进骨折愈合，如电疗、磁疗、超声波治疗、按摩等。

3.第三阶段后期康复

骨折临床愈合到骨痂改造塑型完毕，在伤后 12 周到 2 年。此期骨折端已固定，外固定去除，骨性骨痂已形成，x 线检查已愈合，骨骼有了一定的支撑力。

训练目的是通过反复的主动及被动运动，配合理疗、按摩等疗法或配支具、扶拐、手杖、轮椅等，最大限度恢复受累关节的活动范围和肌力，消除邻近关节关节活动度的下降及肌肉功能萎缩等功能障碍，增强肌力，使肢体功能恢复.促进日常生活活动能力的恢复。上肢骨折辅作业疗法；下肢骨折可弃拐步行；脊柱骨折可下床直立，双手反抱腰部，做挺胸伸腰运动。

（1）改善关节活动度。

循序渐进地让关节活动范围由小到大，主动或被动运动强度逐渐增加，以主动活动为主，整个训练过程平稳缓和，避免引起疼痛和痉挛。如遇关节面骨折、关节表面不平整、活动度加大易造成关节面磨损，关节软骨退变形成创伤性关节炎。

（2）肌力训练。

由于患者长时间卧床和肢体制动，肌力出现不同程度的下降，因此要进行肌力的恢复训练，肌力训练开始从按摩、被动运动、主动运动到抗阻运动，必要时悬挂肢体等以减轻肢体重力负荷来完成康复动作，肌力训练宜在无痛的运动范围内进行，防止关节或骨折处损伤。

（3）恢复日常生活能力和工作能力训练。

当关节活动范围和肌力有所恢复时，开始各种作业治疗及健身训练，促进日常生活能力和工作能力恢复。

（四）畸形预防

骨折患者不正确的体位和姿势常导致畸形，应积极采取措施，防止畸形的出现。

1.足下垂畸形

骨折长期卧床患者由于不注意踝关节的主动、被动锻炼，足部盖被塞得太紧或过重，足底无支撑等因素，使踝关节长期处于跖屈状态，导致小腿前背伸肌受牵拉而变长，后面的跖屈则变短，继而发生肌肉萎缩、跟腱短缩、关节挛缩，导致永久性足下垂畸形而不能行走。其预防措施有：

（1）长期卧床患者的足底部应用沙袋垫起或穿"丁"字鞋，以对抗力矩的作用。

（2）床尾盖被应放松，盖被上不放置衣物，必要时以支被架支撑。

（3）每日数次主动或被动活动踝关节。

2.膝关节屈曲畸形

长期卧床患者由于重力的作用而使臀部下陷或长期取半卧位不注意变换体位，可造成大腿前部的肌肉缩短，后部的肌肉伸长，形成膝关节屈曲畸形。

预防措施为长期卧床的患者，可以睡弹簧床，在病情允许的情况下，每日数次进行膝关节的主动活动以增强股四头肌的肌力，使大腿前、后部的肌肉群达到平衡，防止发生畸形。

3.髋关节屈曲畸形

长期卧床患者由于重力的作用而使臀部下陷或长期取半卧位不变换体位，都可造成大腿前部屈髋肌群短缩而后部伸髋肌群伸长无力，导致髋关节屈曲畸形。

预防措施为长期卧床患者应睡硬板床，在病情允许的情况下，应全方位进行髋关节的运动，逐渐加强髋关节周围肌群的肌力和平衡。

4.肩内收畸形

长期卧床患者大多依赖性增强,许多事情都由别人代替完成,使患者肩部、臂部活动大大减少。此外,许多患者仰卧时,常习惯将两臂置于身体的两侧,两手放于腹部,使肩部内收,易导致胸大肌等肩内收肌群挛缩,形成肩内收畸形。其预防措施有:

(1)患者卧床时要将患者两臂放于外展位,并垫枕头或软垫,以防肩内收。

(2)加强患者的自我护理,如培养患者的生活自理能力,如穿衣、进食、梳头等,同时结合拉力器等扩胸活动增强肩部和臂部的活动。

(五)中医护理

骨折患者常采用推拿疗法、针灸疗法、热敷熏洗法、中药疗法等手段来改善患者的功能障碍。作为护理人员,应该积极配合医师,做好各项操作的准备及操作后的护理。

1.推拿

推拿手法是骨折脱位后复位、功能恢复的重要康复措施之一。常采用一指禅推法、擦法、拿捏、点穴等手法,可使痉挛解除,粘连的肌腱、韧带和瘢痕组织松解、软化。

2.针刺

通过针刺可以提高肌力,疏通气血经络,对患者的功能重建具有极好的辅助作用。若脊柱骨折合并截瘫患者可采用直接针刺或电针、水针等方法,配穴一般选用损伤平面上下 1～2 个椎体的穴位为主,如脊中、阳关、命门、腰俞等。

3.中药

骨折早期(一般在伤后 1～2 周内)以气滞血瘀为主,可予以活血化瘀、理气消肿,佐以清热凉血之法。中期(伤后 3～6 周内)筋骨已续,但瘀阻未除,气血未调,仍以活血理气、和营生新为主。后期(伤后 7 周以上)瘀肿消退,筋骨接续但未坚实,且气血耗损,出现虚象,应以坚筋壮骨、补益气血为主,辅以活血理气之法。另有许多外用药,如药散等亦应用于骨折患者。

三、健康教育

1.功能康复教育

骨折后的功能锻炼是一个艰苦的过程,患者通过健康教育既要领会到康复训练的重要性,又要学会正确的功能锻炼方法。严格按照医生的嘱托和制定的康复计划循序渐进地进行系统康复,只有科学的进行康复训练,患者才能尽早早日肢体功能。

2.心理教育

骨折对患者的躯体和心理都会产生巨大的影响,身体的伤残可导致患者的人格改变,如果不事先心理干预,可能会产生抑郁或焦虑情绪,导致生活危机等,护理人员应予以充分的理解,积极进行心理疏导,使患者能面对现实,保持乐观情绪,积极配合康复治疗。

3.其他教育

在进行功能康复教育和心理教育的同时,康复人员也要学会通过合理饮食,加强体育锻炼,提高自己的体质和抵抗力,并要注意预防骨质疏松等。

第六节 人工关节置换手术的康复护理方法

一、概述

(一)人工关节置换

人工关节置换是指用人工关节替代和置换病伤关节的一种医学康复治疗技术。该方法是一种有效的治疗骨关节病的方法,在进行人工关节置换康复后患者不仅可以最大限度增强自己的活动能力,而且可以有效地减少并发症,为患者恢复正常的工作和生活提供可靠的保障。

(二)关节置换术后的主要功能障碍

(1)关节慢性炎症引发疼痛,手术创伤可能会加重病变关节的炎症反应而引起急性疼痛。

(2)肌肉萎缩,肌肉力量下降。

(3)步态异常,步幅、步频、步行周期中支撑相及摆动发生变化。

(4)日常生活活动能力下降。

(5)心理状态发生变化,可通过汉密尔顿焦虑及抑郁量表测试评定。

二、康复治疗与护理

(一)康复治疗

1.术前康复治疗

(1)消肿止痛药物镇痛,也可冰敷,次数为 1～2 次,每次 30～40 分钟,7 天为 1 个疗程。

(2)增加肌力训练提高肌力和肌耐力,以促进术后恢复。

(3)咳嗽、排痰训练及床上大小便适应性训练。

(4)心理辅导树立战胜伤残信心,参加几次有关术后早期床上活动的基本注意事项的培训学习。

2.术后康复治疗

(1)镇痛消肿。

(2)体位的合理摆放髋关节置换术后应避免髋屈曲超过 90°,禁止髋外旋及屈髋内旋,严禁将患肢交叉放置于健侧腿上,夜里可于膝下放软枕。

(3)防治术后并发症。

(4)增加肌力训练术后一周内主要进行患肢的等长收缩运动,一周后逐渐进行屈髋伸膝阻抗活动,每日 1～2 次,每次 30～40 分钟,并配合进行健肢活动。

(5)关节活动范围的训练髋关节置换术后 48 小时后疼痛减轻便可进行被动运动,每日 1～2 次,每次 30～40 分钟,每日增加 5°～10°,直至达正常为止。而膝关节置换术后当天膝关节控制在 0°～40°,以后每日增加 10°,直至 120°,每日 2 次,每次 2 小时左右。

(6)转移能力训练其具体方法见表 7-1 转移能力的训练举例。

表 7-1　转移能力训练列举

康复 时间	髋关节置换术康复	膝关节置换术康复
术后 1～2 天	1.卧床 2.消肿止痛:电疗,冰疗 3.辅助外展位 4.辅助髋、膝关节屈曲、伸展 5.髋外展肌、伸展肌和股四头肌等长收缩 6.踝、足和趾的主动活动	1.卧床 2.消肿止痛:电疗,冰疗 3.踝部、足趾的主动活动 4.股四头肌、腘绳肌、臀肌的等长收缩 5.持续被动运动:术后第 1 天 0°～45°开始,每天增加 10°

康复时间	髋关节置换术康复	膝关节置换术康复
术后3～6天	1.持续第1天的训练 2.床上活动练习(翻身、坐起、移动、坐到床边) 3.尝试从坐到站 4.从高椅或高床缘坐位站立	1.膝关节主动活动 2.床上活动练习(翻身、坐起、移动、坐到床边) 3.桥式运动 4.持续被动运动 5.术后第4天开始站立练习
术后7～12天	1.尝试上、下楼梯 2.尽可能用拐杖行走,达到部分负重 3.髋周围肌肉渐进性肌力训练 4.发展独立生活能力 5.日常生活活动能力训练	1.部分负重行走训练 2.股四头肌、腘绳肌训练 3.楼梯、坡度行走,进行膝、髋、踝协同训练 4.腘绳肌牵伸,防止屈曲挛缩;
术后3周	1.增加肌力,步态练习:行走速度,耐力,楼梯,坡度。注意坐、卧时不要交叉双腿 2.日常生活活动能力:洗澡、如厕、乘车等 3.3个月之后,可适当开始散步、游泳等活动 4.功能训练至达到重归社会 5.出院宣教 6.制定随访时间及计划	1.增加肌力,步态练习:行走速度,耐力,楼梯坡度 2.日常生活活动能力:洗澡、如厕、乘车等,如需要,进行被动牵伸冰疗等 3.功能训练至达到重归社会 4.出院宣教 5.制定随访时间及计划

(二)康复护理

1.关节置换术前护理工作

(1)提高肌力。

(2)消肿止痛,改善患者关节的功能。

(3)加强营养,改善患者的全身状况。

(1)做好术前的各项准备工作和术后的适应性训练。

(5)加强心理护理,树立战胜伤残的信心。

2.关节置换术后康复护理

(1)搞好术后常规护理工作。

(2)体位摆放合理。

(3)防治并发症应防治伤口感染、深静脉血栓形成、脱位、肺部感染等并发症。

(4)运动疗法与指导坚持由少到多,由简单到复杂。

(5)搞好置换关节保护防止损伤,训练遵守循序渐进的原则。

三、健康教育

(1)手术后 6 个月内禁止髋关节过度内收、内旋运动。

(2)术后 3 个月应防止髋屈曲超过 90°。

(3)术后第 3 周患髋可部分负重,3 个月后完全负重。

(4)膝关节手术后当天活动范围应控制在 0°~40°,先行被动活动,48 小时后适当进行膝关节的主动屈伸训练,并下地进行辅助下负重行走,逐渐过渡到完全负重行走;但禁止完全伸直下负重及完全负重下屈曲膝关节,以防发生重建韧带损伤。

(5)定期到医院或康复中心复诊,接受健康指导。

第七节　截肢的康复护理方法

一、概述

(一)截肢

截肢是指截除无生命功能或者是威胁生命的肢体,其中包括截骨和关节离断。引起截肢的原因很多,常见的主要有炎症、外伤、肿瘤、先天性畸形、神经系统疾病等。

小截肢是指清除感染、坏死的组织,并通过对血管重建或者肢体矫正进行开放性的局部截肢。大截肢是指无法通过血管重建或者小截肢来减轻疾病本身的截肢技术。大截肢又可以分为低位截肢和高位截肢,低位截肢一般从膝下 10cm 处截肢,而高位截肢则需要从大腿根部截肢。

（二）主要功能障碍

（1）运动功能受到严重影响：包括患者的肌力、耐力、关节活动度、平衡与协调能力等。

（2）残端水肿。

（3）残端畸形。

（4）残肢痛：残存的肢体存在疼痛。

（5）幻肢痛：截肢后仍感觉患肢存在，并且在该处发生疼痛。

二、截肢后的康复护理措施

科学的康复治疗和护理措施可以有效地减少和预防一些可以避免的术后并发症。另外，还可以使假肢发挥更好的代偿功能，防止或减轻截肢对病人身心造成的不良影响，帮助其重新树立起生活的信心。

（一）综合护理

综合护理是从总体上对截肢患者的病情进行的护理。一般来说，在康复护理中首先要针对截肢原因的主要疾病如肿瘤、糖尿病、外周血管疾病的并发症等或创伤性截肢的复合伤进行护理，并对患者的各项身体指标进行监控，作好全身护理工作，减少或避免各种并发症的发生。

（二）残肢护理

1.合理的残肢体位

保持合理的残肢体位，可以避免关节挛缩，如膝下截肢，膝关节应直位等；膝上截肢，护理中应该注意患者的髋关节，使其保持伸直状态且不要外展；上肢截肢时，一般应将肘关节固定在屈曲 45°的位置；预防髋关节及膝关节挛缩，这需要每天翻动病人，使其每天俯卧位 3 次，每次 20 分钟以上。

2.绷带的应用

科学的运用绷带，可以有效地减少残肢肿胀、促进残肢定型。无论是从护理道具的简易性上来说，还是从实际的可操作性上来说，绷带技术是最简单、方便的护理手段。此外，绷带还可用来预防肢体不良体位、关节挛缩、肌力低下等并发症。

（1）硬性绷带技术。

一般方法是先用纱布包扎截肢伤口，再用 U 形石膏绷带进行包扎和固定。理想的硬性敷料应该在术后手术室里立即被使用,在术后水肿发生之前,通过限制术后肿胀,硬性敷料有助于促进伤口愈合和限制术后疼痛。术后硬绷带一般应用两周,切口愈合拆线后改用弹力绷带、弹性袜套(用于四肢高位截肢术后)、残肢皱缩绷带等。

(2)弹力绷带技术。

医护人员应正确使用弹力绷带技术,使用弹力绷带标准:小腿及上肢须使用 10 cm 宽,大腿使用 12~15 cm 宽,2~4 m 长的弹力绷带。缠绷带的几个步骤如下:

1)先沿残肢长轴方向缠绕两三次,从残肢远端开始斜行向近端包扎缠绕成螺旋状,大腿残肢应缠至骨盆部位,小腿残肢须缠绕到膝关节以上,上臂残肢应缠绕至胸廓,前臂残肢要缠绕至肘关节以上。

2)全天缠绕,但是每天要更换缠绕四五次,夜间不能除去。

3)弹力绷带包扎远端包扎较紧,近端略松为宜。

安装假肢后,要脱掉假肢将残肢缠上绷带,假如不用弹力绷带包扎,时间稍长就会造成体积的增加,给假肢穿戴造成困难。

3.残端皮肤的护理

位于假肢接受腔内的皮肤,由于长期受到压迫、摩擦以及温度变化的影响,容易出现湿疹、皮肤色素沉着、磨破、溃疡、感染、小水疱、滑囊炎、过敏性皮炎等症状。因此,为了尽量避免这些情况的发生,患者都应清洗该处的皮肤,并每天检查残肢皮肤,保持残肢袜套的清洁干净。一旦有创面出现,应停止穿戴假肢,防止不良反应的加剧。

4.早期康复

截肢康复开始得越早越有利于假肢代偿功能的发挥。截肢前就开始训练,包括增强健肢肌力,以增强其代偿作用;截肢术后第 1 天就进行残肢主动静止的相关肌肉的训练,健肢开始主动运动。

5.心理护理

截肢是对人身的巨大损毁,很多人不能理性地面对现实,悲观、恐惧、焦虑、烦躁、自卑等负性心理将会左右他们的情绪。医护人员在病人入院后应向病人介绍疾病的预后及转归,假肢的装配流程,了解病人对假肢的期望值,并且应该鼓励其与其他病友进行沟通和交流,鼓励其正视现实,充分发挥其残存肢体的功能,积极配合各项康复治疗及护理,重新实现自我价值,达到生活自理,重新生活的目的。这时,家人和朋友也要帮助其恢复情绪,重建生活信心。

(三)截肢后的康复运动训练

1.使用假肢前的训练

(1)增强身体力量训练

增强力量训练,使残肢能够发挥其最大的作用对截肢患者十分重要,尤其是双下肢截肢或高位截肢者、年老体弱、体质差者,更需要加强体能训练,提高自身生理系统的抵抗力。一般来说,轮椅篮球、坐地排球、引体向上、上下肢肌力训练、水中运动、利用残肢端在垫上站立和行走运动等训练都可以作为体能训练的内容。另外,患者还要进行躯干肌和未截肢肢体的强化训练,增强背肌和腹肌的训练,单腿站立训练,单腿跳练习等。

(2)残肢训练

对残肢进行必要的功能训练使其保持活力,可以有效地预防关节痉挛、维持和改善关节活动度训练、增强残肢肌肉力量。

2.穿戴假肢的训练

(1)临时假肢的训练。

临时假肢训练的第一步是穿脱假肢训练,主要方法是:

1)小腿假肢穿戴。病人坐位,断端穿上衬套,将屈曲膝关节穿上内衬套,然后残肢放入接受腔,系好固定带。

2)大腿假肢穿戴。病人坐位,在残端包裹绸布,将残肢放入接受腔内,再从阀门孔把绸布拉出,关好阀门。

临时假肢训练的第二步是站立平衡训练,主要方法是:

1)让病人站立于平衡杠内,手扶双杠反复进行重心转移训练,体会假肢负重的感觉和利用假肢支撑体重的控制方法。

2)双手逐渐脱离平衡杠进行健肢单腿平衡训练,再过渡到假单肢训练。假单肢站立时间一般 5～10 秒为标准。

临时假肢训练的第三步是步行训练,主要方法是:

1)假肢侧的迈步训练过渡到健侧肢的迈步训练。

2)从平衡杠内到平衡杠外,从单手扶杠到完全单独步行训练,这一步可以先借助道具完成训练。

(2)永久假肢的训练。

加强永久假肢适应的训练,巩固以前的训练,纠正假肢应用中存在的问题,提高灵活性、协调性、对突发情况做出快速反应。

三、健康教育

(1)向患者介绍假肢的相关知识,让他们了解假肢的构造与功能,帮助患者科学、正确地使用假肢。

(2)通过相关内容的教育使患者了解使用和安装假肢的目的,使他们在假肢训练中能够积极配合医护人员。

(3)让患者了解穿戴假肢前、后护理残肢的重要性,掌握具体护理方法,如残肢皮肤的护理、防止残肢肿胀及脂肪沉积等。

(4)对患者及时进行心理教育,帮助他们正确认识自身价值,鼓励他们勇敢面对现实,使患者重塑自信,重新融入到社会之中。

第八章 其他系统疾病的护理方法研究

康复护理对于患者来说,是重新获得健康的一个重要方式,因此必须要注重对患者进行康复护理。呼吸系统疾病、高血压病、糖尿病、癌症是在临床中较为常见的几种疾病,与人们的生活较为密切,因此关注该类疾病的康复护理不仅对患者来说具有重要的作用,并且对整个社会来说都具有重要的意义。

第一节 呼吸系统疾病的康复护理方法

呼吸系统疾病具有高患病率、高致残率和高死亡率的的特点,因此受到人们的普遍关注。该种疾病主要包括慢性支气管炎、支气管扩张、肺气肿、慢性阻塞性肺疾病、慢性肺源性心脏病等,其中慢性阻塞性肺疾病最为常见。上述疾病在发作时会导致呼吸困难,对人们的日常生活影响很大,因此当前对呼吸系统疾病的康复护理也受到广泛关注。

一、慢阻肺的定义

慢性阻塞性肺疾病(chronic obstructive pulmonary disease,COPD)简称为慢阻肺,是呼吸系统疾病中最为常见的一种发病形式,它是一种具有气流受限特征的可以预防和治疗的疾病,气流受限不完全可逆,呈进行性发展,与肺部对香烟烟雾等有害气体或有害颗粒的异常炎症反应有关。当慢性支气管炎、肺气肿患者的肺功能被检查出现气流受限,并且不能完全可逆的情况时,就很可能是慢阻肺。

当前对慢阻肺的发病机制还并不是很清晰,通常都是将气道、肺实质和肺血管的慢性炎症作为慢阻肺的发病特征。会引起慢阻肺的发病因素有很多,比较常见的主要包括吸烟、职业性粉尘和化学物质、空气污染、感染等。慢阻肺的病理特征表现为气道炎症和破坏、肺实质膨胀、弹性丧失和肺血管壁增厚,病理生理特征表现为黏液高分泌、纤毛功能失调、呼气的气流受限、肺过度充气、气体交换异常、肺动脉高压和肺心病等。慢阻肺在临床上表现为慢性咳嗽、咳痰、气短或呼吸困难、喘息和胸闷。慢阻肺还可能会发生全身性症状,如食欲减退、体重下降、肌肉萎缩和功能障碍、精神抑郁和(或)焦虑等。

二、慢阻肺的功能障碍及评定

(一)慢阻肺的功能障碍

1.有效呼吸降低

慢阻肺患者的呼吸运动受到阻碍,降低了有效通气量,呼气末残留在肺部的气体增加,从而影响了气体的交换功能;长期慢性炎症,还会引起患者呼吸道分泌物的引流不畅,从而加重了换气功能障碍,使得通气与血流的比例失调,导致缺氧和二氧化碳滞留;患者在严重缺氧的情况下还会引起血管痉挛,从而引发缺氧性肺动脉高压,最终导致肺心病的发生;如果患者还有一定程度的驼背情况,就会使得肋软骨钙化,从而限制了胸廓的活动,会使得肺功能进一步下降,更降低了患者的有效呼吸。

2.病理性呼吸模式

慢阻肺患者的肺通气功能遇到阻碍,使得肺组织弹性日益降低,对患者平静呼吸过程中膈肌的移动会产生重要的影响,减少了肺的通气量。为了弥补患者呼吸量的不足,可以通过增加呼吸频率的方法来提高氧的摄入,在严重时还可以通过胸大肌、三角肌等辅助呼吸肌来参与患者的呼吸活动,从而形成一种病理性呼吸模式。该种呼吸模式使得正常的腹式呼吸难以建立,这也就进一步限制了患者的有效呼吸。

3.呼吸肌无力

患者在出现呼吸困难和病理式呼吸模式之后,就会使患者的呼吸活动量减少、有效呼吸降低,进而就会对膈肌、肋间肌、胸大肌等呼吸肌的运动产生影响,长此以往就会造成呼吸肌无力。

4.体能消耗增加、活动能力减弱

由于患者出现了呼吸肌无力的情况,因此本来并不参与呼吸的肌群就会被迫参与人体的呼吸运动,气短、气促等症状会使得患者颈肩背部甚至全身肌群紧张,体能会进一步被消耗;患者因恐惧还会出现劳累性气短,从而限制了自身的其他活动。严重的还会使患者卧床不起,从而丧失生活和工

作的能力。

5.心理障碍

很多慢阻肺的患者由于长期患病,有效通气功能下降,导致机体供氧不足,产生乏力、气短、精神紧张的状况,部分患者还会出现喘息,从而对患者的休息和睡眠都会产生较大的影响,长此以往患者就会产生焦虑、抑郁、紧张、烦躁等心理障碍,严重的还会出现各种神经精神症状。

(二)慢阻肺的康复护理评定

1.运动能力评定

(1)平板或功率车运动试验。

在对患者的运动能力进行评定时,可以采用平板或功率踏车进行试验,可以获得患者的最大吸氧量、最大心率、最大代谢当量(METs)、运动时间等相关量化指标,以此来对患者的运动能力来进行评定。除此之外,还可以通过平板或功率踏车运动试验中,患者的主观用力程度分级(Borg 计分)等半定量指标来对患者的运动能力进行评定。

(2)定量行走评定。

如果患者不能进行活动平板运动试验,就可以选用定量行走的方法来评定患者的运动能力。让患者步行 6 分钟或是 12 分钟,记录下其所能行走的最长距离,以此来判断患者的运动能力及运动中发生低氧血症的可能性。还可以采用固定距离行走来,记录所行走所花费的时间的方式来评定患者的运动能力。

2.肺功能评定

(1)肺活量(VC)。

尽力吸气后缓慢而完全呼出的最大空气容量是最为常用的评定患者肺功能的一个指标,人的肺活量会随着病情的加重而逐渐下降。

(2)第一秒用力呼气容积(FEV_1)。

在尽力吸气后尽最大努力快速呼气,第一秒所能呼出的气体容量。FEV_1 与用力肺活量(FVC)的比值,即第一秒率(FEV_1/FVC)与慢阻肺的严重程度及预后密切相关。

Ⅰ级:轻度 $FEV_1/FVC < 70\%$,$FEV_1 \geqslant 80\%$ 预计值。

Ⅱ级:中度 $FEV_1/FVC < 70\%$,$50\% \leqslant FEV_1 < 80\%$ 预计值。

Ⅲ级:重度 $FEV_1/FVC < 70\%$,$30\% \leqslant FEV_1 < 50\%$ 预计值。

Ⅳ级:极重度 $FEV_1/FVC < 70\%$,$FEV_1 < 30\%$ 预计值,或 $FEV_1 < 50\%$ 预计值,伴慢性呼吸衰竭。

3.日常生活能力评定

患者的日常活动能力是衡量病情严重程度的一个重要指标,也是评价患者治疗效果的一个有力指标。有的患者虽然肺功能没有完全的康复,但是由于异常呼吸模式的纠正及日常生活活动能力和技术的训练,因此依然具有较好的日常生活活动能力,如表8-1所示。

表 8-1　不同慢阻肺患病等级的日常生活能力表现

肺功能严重等级	日常活动能力
0 级	虽存在不同程度的肺气肿,但活动如常人,对日常生活无影响,活动时无气短
1 级	一般劳动时出现气短
2 级	平地步行无气短,速度较快或登楼、上坡时气短而同行的同龄健康人不觉气短
3 级	慢走不及百步即有气短
4 级	讲话或穿衣等轻微动作时即有气短
5 级	安静时出现气短、无法平卧

除此之外,对患者的功能评定还包括呼吸肌力量评定(最大吸气压及最大呼气压)、心理状态评定、上下肢肌肉力量评定、生活质量评定、营养状态评定等。

三、康复护理措施

(一)排痰训练

1.胸部叩击

可以采用叩击和震颤的方式来使黏稠的痰液脱离支气管壁。具体操作方法是:治疗者手指并拢,掌心成杯状,运用腕动力量在引流部位胸壁上双手轮流叩击拍打 30～45 秒,患者可自由呼吸。叩击拍打后手按住胸壁部加压,治疗者整个上肢用力,同时让患者做深呼吸,在深呼气时做颤摩法振动,连续作 3～5 次,再叩击,如此重复 2～3 次,再让患者咳嗽以排痰。

2.指导有效咳嗽

有效咳嗽指的是帮助过多的支气管分泌物由起到排出的技术,增加分泌物清除效率,改善通气功能。具体操作方法是:进行深吸气,以达到必要的吸气容量;吸气末短暂屏气,使气体在肺内得到最大的分布,同时气管到肺泡的驱动压尽可能保持持久,关闭声门,以进一步增强气道中的压力;随之通过提高腹内压来增加胸膜腔内压,使呼气时能增强高速气流;当肺泡内压力明显增高时,突然将声门打开,形成由肺内冲出的高速气流,使气管内分泌物移动,身体稍前倾、连续咳嗽数次将痰液咳到咽部附近,再迅速用力咳嗽将痰液排出体外。

3.体位引流

还可以采用体位引流的方法来帮助患者排痰。体位引流借助的是重力的影响,以此来帮助支气管内分泌物排出进行引流。其具体做法是:根据病灶的具体位置,变换体位,一般采用 90°侧卧位,头低脚高位,枕头放于肋下侧卧位等,使其倾斜的角度在 14°～15°,深呼吸 10～15 分钟,如果引流的痰液排出的量不多,那么还可以同时进行腹式呼吸,这样就可以增加引流液的排出。如果患者的分泌物少,就可以在每天的上午、下午各引流一次;如果患者的痰多,那么就可以每天引流 3～4 次。采用体位引流的方式来帮助患者排痰的最为恰当的时间是餐前,在早晨起床、睡觉前进行也可以。

(二)呼吸训练

1.腹式呼吸法

可以通过增加膈肌和腹肌活动来改善患者的呼吸功能。患者用自己的一只手放在胸部,另一只手放在腹部,用鼻吸气并尽量将腹部向外膨起(用放在胸部的手控制胸部不动)顶住放在腹部的手,屏气 1～2 秒以使肺泡张开,使进入肺的空气均匀分布,然后,放在腹部的手轻轻施加压力,患者用口慢慢呼出气体,以增加肺活量。呼气的时间应是吸气时间的 2～3 倍。

2.放松训练法

可以采用放松姿势,以放松紧张的辅助呼吸肌群,减少呼吸肌耗氧量,缓解患者呼吸困难的情况。

3.缓慢呼吸法

缓慢呼吸法与呼吸急促相对,该种方法有助于减少解剖死腔,提高肺泡通气量。因为当患者呼吸急促时,那么呼吸的幅度也必然较浅,潮气量变小,这样就会使得解剖死腔所占的比值增加,肺泡通气量下降,而缓慢呼吸正好可以对这一现象进行纠正。需要注意的是,过度缓慢呼吸会增加呼吸功,增加耗氧量,因此每分呼吸的频率应控制在 10 次左右。

4.缩唇式呼吸法

对患者进行缩唇呼吸训练可以增加呼气时气道内的压力,防止小支气管过早塌陷,减少肺内残气量。嘱患者用鼻吸气,然后半闭口唇慢慢呼气,10~15 秒后尽量将气呼出,吸与呼之比为 1：2 或 1：3。缩唇大小程度和呼气流量,以能使距口唇 15~20cm 处与口唇同高度水平的蜡烛火焰随气流倾斜而不熄灭为宜。每次训练 10~15 分钟,每日训练 2 次。

(三)舒适体位

在对患者进行训练时,指导患者保持一个舒适的体位,采用坐位或是半坐位的方式,将枕头放在后背中间,以利于肺的扩张运动。

(四)体力训练

以医疗目的为主的有氧运动方法如步行、爬斜坡、上下楼梯及慢跑等,可以提高患者的体力,改善心肺功能。在刚开始进行训练时,要运动 5~10 分钟,每天 4~5 次,在患者适应之后可以适当延长时间至 20~30 分钟,每天 3~4 次。患者的运动量要遵循由慢至快,由小至大的规律,不能超过患者身体的耐受情况。

(五)心理健康护理

大多数的慢阻肺患者都会出现焦虑、沮丧、不能正确对待疾病等严重心理障碍,这会进一步加重患者的残障程度,因此要及时对患者的心理障碍进行疏导。要让患者学会放松肌肉,减压及控制惊慌有助于减轻呼吸困难及焦虑,让患者保持轻松、积极的心态,有助于早日恢复健康,重新回到家庭和社会生活。

四、康复护理指导

(一)普及呼吸道疾病知识

要向人们普及有关呼吸道疾病的相关知识,包括呼吸道解剖、生理、病理生理、药物的作用和副作用、药物剂量及使用方法、症状评估以及各种预防发作的措施等。

(二)预防感冒

患有慢阻肺的人易患感冒,在受到细菌感染之后会使原本的支气管炎症症状加重。在日常可以采用冷水洗脸、按摩、食醋熏蒸、增强体质等方法来提高抵抗力、预防感冒。

(三)戒烟

吸烟有害健康,会加重慢阻肺患者的症状,因此一定要戒烟。戒烟有助于减少呼吸道黏液的分泌,降低感染的危险性,减轻支气管壁的炎症,使支气管扩张剂发挥更好的作用。

(四)掌握氧气疗法

长期低流量吸氧(小于 5L/min)可以提高患者的生活质量,使慢阻肺患者的生存率提高 2 倍。患者在使用的氧气的过程中一定要小心操作,禁止吸烟,预防火灾及爆炸。

(五)进行运动锻炼

慢阻肺患者在康复护理的过程中,要坚持进行适当的运动锻炼,这样可以增强体制,提高机体的抵抗力,能够有效地预防病情的再次发生。

第二节 高血压病的康复护理方法

当前,高血压的患病率很高,虽然其死亡率并不高,但是却对患者及其家庭,甚至是社会都会造成很大的负担,因此这就要求我们一定要关注高血压病的康复护理,让患者重现生命的活力。

一、高血压病的定义

高血压病(hypertension)是指由于动脉血管硬化以及血管运动中枢调节异常所造成的动脉血压持续性增高的一种疾病,又称为原发性高血压。血压与冠心病之间有着极为密切的关系,这是因为高血压病的持续时间较长,因此就会很容易引起冠状动脉硬化性心脏病。实际上,患有高血压病的患者并没有什么特异性的症状,但是在血压急剧升高时会产生头痛、头晕、面部潮红等情况。长期患有高血压会导致患者记忆力减退、体力活动能力减退、产生视力障碍等问题。

患者进行恰当的康复治疗可以有效降低血压,减少药物使用量和对靶器官的损害,提高体力活动能力和生存质量。继发性高血压应重点关注原发病因,然后再进行针对性的治疗。在对血压进行分类时,通常都是采用世界卫生组织(WHO)和国际高血压联盟(ISH)制定的分类标准,如表 8-2 所示。

表 8-2　WHO/ISH 血压水平分类(18 岁以上成人)

类别	收缩压/mmHg		舒张压/mmHg
理想血压	<120	和	<80
正常血压	<130	和	<85
正常高值	130~139	或	85~89
1 级高血压(轻度)	140~159	或	90~99
亚组(临界高血压)	140~159	或	90~94
2 级高血压(中度)	160~179	或	100~109
3 级高血压(重度)	≥180	或	≥110
单纯收缩期高血压	≥140	和	<90
亚组:临界收缩期高血压	140~149	和	<90

二、高血压病的功能障碍及评定

如果将高血压控制在一定的范围内,那么患者就不会出现较为明显的症状。但是如果患者是长期处于高血压的状态,那么就会对患者全身的各个系统脏器都会造成潜在的伤害,这就是很多高血压患者经常发生多个靶器官受损导致功能障碍的原因。

根据患者靶器官的受损程度可以将高血压的病情发展分成三个时期,如表 8-3 所示。具体对高血压病患者功能障碍程度的评定方法有:血压和动态血压测定、心肺功能测定、生存质量相关指标的测量等。

表 8-3　按器官损害程度的高血压分期

分　期	主要表现
Ⅰ 期	无器质性改变的客观体征
Ⅱ 期	至少存在下列器官受累体征之一: (1)左心室肥厚; (2)视网膜动脉普遍或局限性狭窄; (3)蛋白尿或伴有血浆肌酐浓度轻微升高; (4)超声或 X 线检查发现动脉粥样硬化斑块

分　期	主要表现
Ⅲ期	器官损害的症状和体征均已经显露： (1)心脏受损,如心绞痛、心肌梗死、心力衰竭； (2)脑受损,如脑血管意外、高血压性脑病、血管性痴呆； (3)眼底受损,如视网膜出血和渗出,伴或不伴有视神经乳头水肿； (4)肾受损,如血肌酐浓度高于 $177\mu mol/L$,肾功能衰竭； (5)血管受损,如动脉瘤破裂,症状性动脉闭塞性疾病

三、康复护理措施

在对高血压病患者进行康复护理时,要对患者的血压进行持续稳定地控制,减少药物用量和靶器官的损害,提高患者的体力活动能力和生存质量,恢复正常的家庭和社会生活。

(一)运动训练

高血压患者进行的运动训练主要是进行有氧训练,可以选择步行、骑自行车、游泳等强度适中、持续时间长、大肌群的动力性运动。由于步行的运动方式简单并且运动强度较低,因此是高血压患者的首选运动方式。如果患者所选择的运动方式强度较大,那么就一定要注重做好充分的准备活动和结束活动。轻症患者通常都是以运动治疗为主,Ⅱ期以上的患者则应在使用降压药物的基础上进行适当的运动治疗,但要注意不要进行强度过高的运动。对于高血压患者来说,使用运动疗法产生效果大概需要 1 周的时间,想要获得显著降压效果则最少需要 $4\sim 6$ 周的时间,并且在以后的时间内也要坚持进行运动训练。

(二)生活方式调整

高血压患者要对以往不恰当的生活方式进行适当的调整,纠正过分激动的性格,学会控制心态,避免过激情绪的产生;对于肥胖的患者来说,则要注意减少热量和糖分的摄入,增加活动消耗,使体重指数达到 $19\sim 24$ kg/m^2;在饮食方面要注意清淡,减少盐分的摄入,多进食富含钾和钙的饮食及低脂饮食,戒烟并限制饮酒。

(三)气功及放松训练

气功要以松静功为主,每次训练大概 30 分钟。在练习太极拳、降压舒心操等运动时,要注意动作要柔和、舒展、有节律、肌肉放松,动作与呼吸相结合,头低位时不宜低于心脏水平位置。除去气功及放松训练之外,还可以采用生物反馈治疗、放松性按摩或穴位按摩、音乐疗法等方法来降低血压。在康复护理中,经常会用到的生物反馈包括心率反馈、皮肤电位反馈以及血压反馈,即将患者的心率、血压以及自主神经功能状态通过声、光、颜色或数字的方式反馈给患者,促使患者能理解和控制自身的血压变化。

(四)循环抗阻运动

循环抗阻训练的特点是,中等负荷、持续、缓慢、大肌群、多次重复的力量训练,其可以对患者产生良好的降压作用,并且还可以增加肌力及心血管素质。

(五)心理康复护理

患者在长期患有高血压的期间,会产生一定程度的心理健康问题,应根据患者性格的不同特点来给予专门的指导,锻炼患者的自我调控能力,避免各种导致精神紧张因素的产生。

四、康复护理指导

(一)普及高血压知识

由于当前高血压疾病的患病率很高,因此应定期向人们普及高血压疾病的相关知识,强调预防和降低高血压症状的一个重要措施就是养成良好的生活方式并进行适当的运动,一定要让患者意识到高血压疾病的危害性,在患病之后,要积极配合医生进行康复治疗。

(二)对患者进行运动指导

患者在进行运动治疗的过程中,一定要持之以恒,如果中途停止锻炼,就会前功尽弃,训练效果会在 2 周之内完全消失;高血压合并冠心病时的活动强度要适度减小;要坚持服用降压药物,不要随意停止,但是要注意到药物对血管反应的影响。

(三)养成良好的生活习惯

指导患者一定要注意保暖,室内要保持一定的温度,在洗浴时要避免受凉;避免屏气或用力排便;患病严重的患者还应注意自身的安全,如在意识不清时应加床挡,抽搐时使用牙垫,避免身体出现不必要的伤害。

第三节 糖尿病的康复护理方法

随着人们生活水平的不断提高,糖尿病的患病率也在逐年提升。当前,我国糖尿病已经成为仅次于心脑血管疾病和肿瘤的第三大死亡原因。糖尿病的致病原因有很多,但是由于糖尿病而致死、致残的主要原因则是糖尿病的慢性并发症。糖尿病严重的或是血糖长期得不到控制,就会使得肾脏、神经和血管等系统广泛受损,最终危机患者的生命。糖尿病已经成为威胁人类健康的一个社会公共卫生问题。

一、糖尿病的定义

糖尿病(diabetes mellitus)是由多种病因引起的以慢性高血糖为特征的全身代谢性疾病。其发病与遗传和环境因素有关。根据 1997 年 WHO 对糖尿病分型和诊断的新建议,按病因把糖尿病分为四种类型:1 型糖尿病,即胰岛素依赖型(insulin dependent diabetes mellitus,IDDM);2 型糖尿病,即非胰岛素依赖型(non-insulin dependent diabetes mellitus;NIDDM);其他特殊类型糖尿病和妊娠期糖尿病。其中,1 型和 2 型的糖尿病是最为常见的。

二、糖尿病的功能障碍及评定

(一)糖尿病的功能障碍

由糖尿病导致的功能障碍主要表现为多尿、多饮、多食和消瘦乏力,即"三多一少"症状。糖尿病早期功能障碍的产生与血糖的控制有密切的关系,如低血糖症、高血糖症、酮症等。远期功能障碍主要是大血管和微血管,以及神经系统病变。在糖尿病中,几种常见的慢性并发症有高血压、脑卒中、冠心病、肾衰竭、血管神经病变以及眼和足的并发症。急性并发症有高血糖昏迷、低血糖昏迷、感染等。因此,一定要重视对糖尿病的早期诊断和早期治疗。

（二）糖尿病的康复护理评定

1.糖化血红蛋白 A1(GHbA1)测定

该测定已经成为糖尿病控制的重要监测指标之一,其可反映检测前4～12周血糖的总体水平。

2.诊断标准

WHO 确定的糖尿病诊断标准是:"三多一少症状"＋随机血糖≥11.1 mmol/L;或空腹血糖(FPG)≥7.0 mmol/L;或口服葡萄糖耐量试验(OGTT)中餐后 2 小时血糖(2HPG)≥11.1 mmol/L。症状不典型者,需改天再次进行测定。

3.糖尿病控制目标

糖尿病的控制目标,如表 8-4 所示。

表 8-4　糖尿病的控制目标

项　目	单位	理想	尚可	差
血浆葡萄糖	Mmol/L,空腹	4.4～6.1	≤7.0	＞7.0
GHbA₁	％	＜6.2	6.2～8.0	＞8.0
血压	mmHg	＜130/80	130/80～160/95	＞160/95
体重指数(BMI)	体重(kg)/身高(m)	男＜25 女＜24	男＜27 女＜26	男≥27 女≥26
总胆固醇	Mmol/L	＜4.5	≥4.5	≥6.0
HDL－C	Mmol/L	＞1.1	1.1～0.9	＜0.9
甘油三酯	Mmol/L	＜1.5	＜2.2	≥2.2
LDL－C	Mmol/L	＜2.5	2.5～4.4	＞4.5

三、康复护理措施

对糖尿病患者进行康复护理可以缓解高血糖、高血脂等代谢紊乱所引起的各种病症,使血糖、血脂降到正常或接近正常的水平,体重基本恢复正常并保持稳定;能尽量避免各种慢性并发症的发生或发生时能及时发现和处理,防止恶性发展,从而改善糖尿病患者的生活质量。

(一)饮食疗法

饮食疗法是治疗糖尿病的一种最基本的方法,其目的是控制血糖,维持理想体重,最大限度地减少或延缓各种并发症的发生。饮食疗法的原则是:摄取适量的热量、营养均衡及保持正确而规律的饮食习惯。患者要多食用低糖、低脂、高维生素、富含蛋白质和纤维素的食物。护理人员在对患者实行饮食治疗之前要向患者详细说明该疗法的目的、意义及具体措施,以获得患者的全面配合。饮食疗法的具体步骤主要包括以下几个方面。

1.控制每天摄取的热量

对糖尿病患者实行饮食疗法的首要措施就是控制每天摄取的热量。患者每天所摄取的热量要以维持理想体重为宜。对于肥胖的患者要严格控制其每天所摄取的热量,而消瘦者则可以适当放宽,还应该考虑到儿童正常生长发育的需要,正在妊娠或哺乳的患者也必须要保证获得充足的营养,老年人所摄取的热量要比成年人要低。

表 8-5 不同体力劳动的热量需求表

劳动强度	举例	Kcal/(kg 理想体重·d)		
		消瘦	正常	肥胖
卧床休息		20～25	15～20	15
轻体力劳动	办公室职员、教师、销售员、简单家务或与其相当的活动量	35	30	20～25
中体力劳动	学生、司机、医生、体育教师、一般农活或与其相当的活动量	40	35	30
重体力劳动	建筑工、搬运工、重的农活、运动员、舞蹈着或与其相当活动量	45	40	35

注:(1)体重指数:BMI=体重(kg)÷[身高(m)]²;

(2)每天所需要的总热量=理想体重×每千克体重需要的热量;

(3)中国成年人体重指数:18.5～24 为正常,少于 18.5 为体重过轻,超过 28 为肥胖;

(4)1 kcal≈4.18 kJ。

2.食物的选择

患者应多食用一些含纤维素高的食物。纤维素是一种多糖化合物,增加摄入膳食纤维可以改善高血糖的症状,可以适当减少胰岛素和口服降糖药的应用剂量。患者的主食应多吃南瓜、玉米和豆类食品,辅食应多吃卷心菜、芹菜、西红柿、黄瓜等含糖少的蔬菜。

3.维生素和微量元素的补给

维生素是人体进行新陈代谢中不可缺少的营养物质,其广泛存在于动植物食品、乳制品、新鲜蔬菜和水果中。糖尿病病人要注意饮食的多样化,摄取各种食物的营养成分,这样养就可以有效避免维生素与微量元素的缺乏。在几年的研究中,发现糖尿病的产生与微量元素之间具有极为密切的关系。例如,钒酸盐有模拟胰岛素的作用,可以增加脂肪和肌肉中葡萄糖的转运;有机铬可增强组织对胰岛素的敏感性;镁可以改善 2 型糖尿病病人对胰岛素的反应。虽然微量元素对人体很重要,但也不要盲目摄取,以防造成更为严重的危害。

4.三大营养物质的适当比例和摄入量

(1)蛋白质。

成人糖尿病病人蛋白质的需要量为每天每千克体重 1.0 克左右,占总热量的 10%~20%,对于生长发育阶段的儿童、妊娠、哺乳、营养不良及消耗性疾病者应适当放宽对蛋白质的限制,可以根据每天每千克体重 1.2~1.5 克来进行计算,有肝肾功能衰竭者必须减少蛋白质的摄入量,按每天每千克体重 0.6~0.7 克来计算。由于植物蛋白的生理价值要低于动物蛋白,因此在每天的饮食中叶应当适当控制植物蛋白,尤其在合并肾病时,更应该对植物蛋白的摄入进行严格的控制。

(2)脂肪。

控制脂肪可以缓和防治糖尿病并发症的发生与发展,糖尿病病人脂肪的需要量为每天每千克体重 0.6~1.0 克,占总热量的 20%~25%,其中饱和脂肪酸(动物性脂肪)不宜超过 1/3,以不饱和脂肪酸(植物性脂肪)为主。

(3)糖类(又称碳水化合物)。

糖尿病病人膳食的总热量中糖类应占 55%~65%。从当前的研究来看,有人认为适当提高糖类的摄入量不仅可以改善糖耐量,降低血脂,还可以提高周围组织对胰岛素的敏感性。谷类是人们日常生活中热能的主要来源。其他食物,如乳制品、豆制品、蔬菜、水果等食物中也含有一定量的糖类。小麦、燕麦片、荞麦面、海带、绿豆等还具有降低血糖的功能。

5.饮食疗法的注意事项

在对患者实行饮食疗法的过程中,还要注意一些事项:

(1)患者每天的进食量要结合患者平日的饮食量、心理特点、平日活动量等个体差异,不能只单纯应用理论来进行计算。

(2)要充分尊重患者的个人饮食习惯、经济条件和市场条件,患者要尽量同家属一起进餐。

(3)要注意患者进餐与血糖、尿糖变化的规律,如血糖和尿糖增高,饮食要适当减少,而当胰岛素用量较大时,两餐间或晚睡前应加餐,以防止低血糖反应的发生。

(二)运动疗法

运动疗法主要适用于 1 型糖尿病血糖控制良好且无酮症酸中毒的患者和 2 型糖尿病无并发症的肥胖者。运动疗法有助于降低血糖、改善心脏功能、增加肾血流量,最终改善肾功能及中枢神经的调节作用,促进机体内的新陈代谢,增加机体的抵抗力,降低感染的机会,预防或延缓糖尿病并发症的发生,从而减少或减轻糖尿病的致残率和致死率。

对患者制定的运动计划应根据患者的工作、生活习惯、个体差异及实际病情来制定。在通常情况下,都是采用将风险降至最低的运动方案,一般取运动试验最高心率的 $70\% \sim 80\%$ 作为靶心率。运动持续的时间可以根据个体的耐受能力来确定,一般每次进行 $20 \sim 30$ 分钟为宜,频率为每天 1 次或是每周运动 $3 \sim 4$ 次。糖尿病患者最适宜的是低至中等强度的有氧运动,即有较多肌群参加的持续性周期性运动,如步行、慢跑、登楼、游泳、划船、有氧体操及球类等活动,也可利用活动平板、功率自行车等器械来进行,运动方式可以根据患者的喜好来确定。

在实行运动疗法的过程中,应注意以下几个方面:

(1)运动训练的时间最好安排在餐后 $1 \sim 2$ 小时进行,清晨空腹时不宜运动。

(2)最好与他人一起运动,这样在发生意外时就可以及时得到帮助。

(3)如果患者出现低血糖反应时应立即停止运动,并且口服含糖饮料或食品。

(4)使用胰岛素治疗的患者在药物作用高峰时应避免运动。

(5)胰岛素注射的部位以腹壁脐旁为宜,应尽量避开运动肌群,以免加快该部位胰岛素的吸收,从而引起低血糖反应。

(6)在运动的过程中如果出现胸痛、胸闷等情况是,应立即停止运动,原地休息,舌下含服硝酸甘油。

（三）药物疗法

糖尿病患者的药物疗法分为口服降糖药和注射胰岛素两大类。口服降糖药分为磺脲类、双胍类、瑞格列奈、胰岛素增敏剂等；而胰岛素制剂根据起效的快慢和作用时间的长短又可以分为短（速）效、中效和长（慢）效胰岛素。在饮食治疗和运动治疗的基础上，还要根据病情的实际需要选择胰岛素制剂的剂量，同时还要对患者的血糖进行监测，以便及时调整胰岛素的剂量。胰岛素泵可以对正常胰岛素的分泌模式进行实际模拟，胰岛素采用"输注"的方式较为符合人体的生理状况，并且吸收会更有预测性，可以降低严重低血糖反应的危险性。

四、康复护理指导

（一）普及糖尿病知识

要让患者及其家属了解关于糖尿病的基本知识和慢性并发症的严重危害，让其认识到，糖尿病是一种慢性疾病，需要终身进行治疗，要有耐心，以积极的心态来配合康复治疗。除此之外，还要宣传饮食控制和运动治疗的重要性，尽量让患者保持正常的体重，以此来延缓或是减轻糖尿病慢性并发症的发展。

（二）运动训练

要鼓励患者进行适度的运动。可以先从短时间、小运动量开始，然后循序渐进。运动的具体方式有定量步行法、定距离或定时间的走与慢跑结合、练太极拳和气功等，同时还要告知患者在运动的过程中需要注意的事项。

（三）饮食指导

要对糖尿病患者及其家属进行饮食指导，掌握饮食原则和基本方法，如各类食品的营养价值、热量计算方法、三餐热量分配比例和如何编制食谱等。可以依据患者病情的实际发展状况来制定专门的食谱，以利于病情的缓解。

（四）用药指导

要向患者介绍口服降糖药和胰岛素的种类，胰岛素自我注射的方法，使用后可能出现的并发症和不良反应，以及应急处理等。

(五)自我监测指导

患者要对自身的病情进行自我观察和记录,记录的内容包括每天饮食、精神状态、体力活动、胰岛素注射及血糖、尿糖、尿酮的检查结果等。要指导患者掌握血糖及尿糖检测的具体要求和方法,向患者推荐简单、方便、准确的血糖检测仪,使其能进行自我监测。

(六)个人行为干预

患者要注意整体个人卫生,保持全身和局部清洁,勤换衣裤;要认识到负面的精神因素和不良生活习惯对病情的发展是极为不利的;向患者及其家属进行外出旅游的保健指导,并劝导患者禁烟。

(七)预防并发症

向患者及其家属介绍如何进行皮肤护理和足部护理,如何处理各种应急情况,嘱咐随身携带急救卡,遇到感冒、发热等情况不要停止注射胰岛素,必要时要适当增加剂量,防止酮症酸中毒。

第四节　癌症的康复护理方法

癌症是可在多系统、多器官、多组织、多细胞罹患的疾病,是严重危害人类生命与健康的最常见疾病之一。随着现代医疗技术水平的不断提高,癌症患者的生存期也越来越长,因此对康复的需求也在不断增加。癌症的康复不仅要提供支持性康复,并且还要提供预防性和功能性康复,从而提高患者的生存率,延长生存时间,恢复正常的家庭和社会生活。

一、癌症的定义

癌症(cancer)是机体在各种致瘤因素作用下,局部组织的细胞不受控制的异常生长和扩散为特征的一组疾病。由于癌症的发病机制极为复杂,并且经常会伴有浸润与转移,因此仅靠单纯的局部治疗或是单一的疗法不会取得很好的治疗效果。

癌症康复(cancer rehabilitation)是指,通过医患双方的共同努力,对患者采取西医、中医、心理、营养和体能锻炼等综合的治疗方法,以消除患者心理障碍,改善功能障碍,提高身心健康,延长生存期,提高生活质量。

二、癌症的功能障碍及评定

(一)癌症的功能障碍

1.肿瘤本身所致的功能障碍

(1)原发性损伤。

肿瘤所致的原发性损伤,如肿瘤破坏骨关节致肢体活动功能障碍等。

(2)继发性损伤。

肿瘤所致的继发性损伤,如恶性肿瘤的消耗引起的营养不良、贫血;长期卧床引起肌力减退、肌肉萎缩、关节挛缩、下肢深静脉血栓形成等。

(3)癌症疼痛。

由于癌症而引发的疼痛主要有:急性癌痛和慢性癌痛;以往有慢性疼痛疾病,此次又与癌症有关的疼痛;有药物成瘾病史,又与癌症有关的疼痛和癌症相关的临终患者。由于患癌而产生疼痛的主要原因是,肿瘤压迫、肿瘤浸润、肿瘤治疗损伤产生的疼痛,如手术、放疗、化疗损伤神经等导致的。

2.肿瘤治疗所致的功能障碍

(1)手术损伤。

由于肿瘤治疗而导致的手术损伤,如乳癌根治术后肩关节活动障碍与上肢淋巴性水肿;肺癌肺叶切除术后呼吸功能降低等。

(2)放疗损伤。

放疗损伤,如骨髓造血功能受到抑制等。

(3)化疗损伤。

化疗损伤,如消化系统的不适,骨髓造血功能受到抑制以及多发性神经病变等。

(二)癌症的康复护理评定

1.活动功能评定

对癌症活动功能的评定,其原则和方法与一般评估相似。对癌症进行的活动功能评估,可以依据五级分类标准,如表8-6所示。

表 8-6　癌症活动功能的评估标准

等级	患者活动状况
0 级	任何正常活动均不受限
1 级	强体力活动受限,但可行动并能做轻工作
2 级	能活动,生活也可以自理,但不能做任何工作,卧床时间＞清醒时间的 50%
3 级	仅有部分自理能力,卧床时间＜清醒时间的 50%
4 级	生活完全不能自理,整日卧床或坐轮椅

2.癌症疼痛评定

在对癌症患者进行疼痛评定时,要相信患者的主诉,要尽可能详细地建立患者的疼痛感受;注意全面评估疼痛,包括了解癌症和疼痛史、程度、性质,对生存质量的影响和镇痛的治疗史等;动态评估疼痛包括对疼痛的发作、治疗效果和转归的评估等。

3.营养状况评定

对患者营养状况的评定可以通过了解患者的体重、机体骨骼肌容量、脂肪厚度、血清蛋白和肾功能等方面的信息来综合进行评定。

4.心理状态评定

几乎所有的癌症患者在康复护理的过程中都会出现严重的反应和心理变化,包括从病程开始时的震惊、恐惧、否认,逐步过渡为淡漠、悲伤、抑郁、绝望等情绪。在患病的早起、病情恶化或是治疗后出现严重的不良反应时,患者的情绪波动最为明显。很多的患者都不能正确面对患病的现实,以至于会出现不配合治疗甚至是拒绝治疗的现象。

三、康复护理措施

(一)手术治疗阶段的护理

1.手术前护理

手术治疗癌症会破坏患者正常的身体机能,如会出现截肢、人工肛门等情况,经常会导致自我形象的紊乱。因此,在实施手术之前应该先做好患者的思想工作,让其对术后出现的变化有一个充分的思想准备,增强患者的承受能力。

2.手术后护理

在手术之后,需要对病人的生命体征进行监测,处理好引流管和伤口,预防或减轻伤口水肿、疼痛、感染,避免给患者施加更多的痛苦;要加强对皮肤和口腔的护理;根据手术的部位让患者保持恰当的体位,使肢体处于功能位,并根据病情的变化及时进行调整,在病情允许的情况下要尽早进行一些力所能及的活动;保持病室环境的清洁;鼓励患者翻身、深呼吸、有效咳嗽咳痰;鼓励患者下床进行活动,指导患者进行功能锻炼,训练患者的自理能力,提高自信心。

(二)放射治疗阶段的护理

1.保护皮肤黏膜

放射治疗可能会对患者的皮肤、黏膜造成损伤,因此需要保持患者皮肤的清洁,尤其要注意腋下、腹股沟、会阴部等皮肤的皱褶处;要加强对患者局部黏膜的清洁,如口腔含漱、阴道冲洗、鼻腔用抗生素及润滑剂滴鼻等;穿棉质、柔软、宽松的内衣,注意勤换洗;避免冷、热刺激及局部使用粘贴胶布;外出时要避免皮肤受到阳光的直射。

2.保证充足的休息

由于患者在接受放射治疗期间,大量能量会被消耗掉,因此患者会感到虚弱、疲劳。因此,患者放疗前后应静卧 30 分钟,避免受到外界的干扰;保证患者有充足的休息和睡眠时间,并且还要逐渐增加活动量。

3.注意补充营养

要为患者提供含蛋白质、热量较高及维生素丰富的食物,以增强患者的机体免疫功能,有更充沛的精力接受治疗。

4.密切进行观察

患者在放射治疗期间会导致免疫力低下,因此一定要注意预防继发感染的发生;要对患者的体温和白细胞的数量及时进行监测;保持病室空气的新鲜,每日通风 2 次;要严格遵守无菌操作技术;严密观察照射器官的功能状态变化,如果出现严重的副作用,如膀胱照射后血尿、胸部照射后放射性肺纤维化等,要及时向医生报告。

(三)化疗阶段的护理

1.解释说明

在对患者进行化疗之前,要向患者耐心解释所要实施的化疗方案、使用到的化疗药物及常见的毒副反应和会出现的不适症状,以便使患者能够积极配合化疗的进行。

2.正确给药

在对患者进行化疗时,要选择恰当的给药途径和方法。如果是静脉给药,就应合理选择静脉并安排给药顺序,掌握正确的给药方法,以保护血管;要固定针头以防滑脱、药液外漏的发生,如果发现药液溢出,就应立即停止用药;局部皮下注入解毒药物,需要冷敷 24 小时,同时还要向医生报告病情进行记录。

3.预防和处理化疗副反应

患者在化疗之前,要告知其要放松身心,遵医嘱选用止吐剂;化疗时用冰帽局部降温、预防脱发;化疗后如果脱发严重,可以帮助患者选购合适的发套;要保持病室的整洁,做好生活护理,减少不良刺激;要保持口腔的清洁,出现口腔溃疡时可以选用相应的漱口水含漱;如果出现皮肤干燥、瘙痒的情况,可以使用炉甘石洗剂来止痒;出现腹泻时,要注意观察粪便,加强肛周清洁护理;保持水电解质平衡,准确记录出入量。

4.监测血象变化

每周都需要检测患者的血象变化 1~2 次;注意有无皮肤瘀斑、齿龈出血及感染等情况出现。在红细胞降低时,要遵医嘱应用升血细胞类药,给予必要的支持治疗;白细胞降低时要加强病室空气消毒,减少探视,预防医源性感染;血小板降低时需注意安全、避免身体受到伤害;对大剂量强化化疗者实施严密的保护性隔离或置于层流室。

5.合理调整饮食

要保证患者的饮食营养,在必要时可以通过胃肠外的途径来为患者补充营养素。

(四)癌症晚期患者的护理

癌症晚期的患者,由于肿瘤没有得到有效的控制,因此导致病情持续恶化,在这时需要对其进行支持性康复和姑息性康复护理。其具体措施是:

(1)加强支持性治疗,改善营养。

(2)进行适当的治疗,尽可能减缓肿瘤的发展,减轻症状。

(3)控制癌症疼痛,减轻痛苦。

(4)对长期卧床的患者要定时为其翻身,做好皮肤的清洁卫生工作,防止压疮的发生。根据患者的体力状况,每天坚持下地或在床上进行一定的活动,做呼吸体操和四肢运动,以防止肺炎、肌肉萎缩、关节挛缩、下肢静脉血栓形成等合并症的发生。

四、康复护理指导

(一)坚持进行运动

患者要坚持进行一些低强度、短时和多次重复的耐力运动,循序渐进,适当地进行体育锻炼,可以进行慢跑、健身操、瑜伽、太极拳等有氧运动,以此来增强体力。鼓励患者要做一些力所能及的工作,以便能早日回归家庭和社会。锻炼的强度要因人而异,要长期坚持。如果患者在锻炼之后轻微出汗,没有疲劳感,并且身心感到轻松、舒畅、食欲睡眠良好,那么就说明运动恰当,反之就应该对运动量适当进行调节。

(二)保持乐观的情绪

患者要保持一个乐观的情绪,同时要保证睡眠的充足,要让患者以精神饱满的态度来面对疾病的恢复治疗,提高生活的质量。

(三)合理规范化用药

如果患者产生了多种并发症,一定要询问医生,服用正规的药物,不要盲目服用保健品。

(四)合理均衡的营养

要注重对患者的饮食调节,保证能够摄入足够的营养,饭菜要清淡可口,荤素和粗精搭配得当。劝诫患者戒烟和限制饮酒,减少盐分的摄入,不要盲目忌口,也不必普遍食用营养补充剂。

(五)定期进行复查

癌症患者要定期进行复查,接受必要的治疗,以巩固疗效。如果病情突然出现变化,或是感到身体状况异常就应及时告知医生,以便及时进行治疗。

参考文献

[1]王安民.康复护理.北京:人民军医出版社,2010

[2]吴敏.康复护理学.上海:同济大学出版社,2008

[3]励建安.临床运动疗法.北京:华夏出版社,2005

[4]张绍岚.康复功能评定.北京:高等教育出版社,2008

[5]王安民.康复功能评定.上海:复旦大学出版社,2009

[6]曹伟新,李乐之.外科护理学.北京:人民卫生出版社,2006

[7]蔡文志,马金.康复护理学.北京:人民军医出版社,2012

[8]卫芳盈.病证康复学.北京:高等教育出版社,2007

[9]王维治.神经病学.北京:人民卫生出版社,2006

[10]挥晓平.康复疗法评定学.北京:华夏出版社,2008

[11]邱志军.康复护理.北京:科学出版社,2007

[12]尤黎明,吴瑛.内科护理学.北京:人民卫生出版社,2007

[13]燕铁斌.现代骨科康复评定与治疗技术.北京:人民军医出版社,2006

[14]王荣俊.康复护理技术实训.北京:人民军医出版社,2012

[15]关骥.临床康复学.北京:华夏出版社,2006

[16]石凤英.康复护理学.北京:人民卫生出版社,2006

[17]潘晓彦,刘伟.康复护理学.长沙:湖南科学技术出版社,2013

[18]张玲芝,周菊芝.康复护理学.北京:人民卫生出版社,2008

[19]潘敏.康复护理学.北京:人民卫生出版社,2011

[20]陈家伦.临床内分泌学.上海:上海科学技术出版社,2011

[21]于兑生,恽晓平.运动疗法与作业疗法.北京:华夏出版社,2002

[22]胥少汀.实用骨科学.北京:人民军医出版社,2005

[23]陈立典,陈锦秀.康复护理学.北京:中国中医药出版社,2010

[24]陈小寒.基础护理学.北京:人民卫生出版社,2006

[25]宋继兰,王艳,高裕慧.实用康复护理.北京:军事医学科学出版社,2010

[26]张洁.康复护理学.北京:中国医药科技出版社,2013

[27]刘纯艳. 社区康复护理. 北京：北京大学医学出版社,2007

[28]南登昆. 康复医学. 北京：人民卫生出版社,2011

[29]姜贵云. 康复护理学. 北京：人民卫生出版社,2004

[30]南登昆. 康复医学. 北京：人民卫生出版社,2002

[31]潘晓,张泓. 康复评定学. 北京：人民卫生出版社,2012

[32]王玉龙. 康复功能评定学. 北京：人民卫生出版社,2008

[33]诸毅晖. 康复评定学. 上海：上海科学技术出版社,2008

[34]Zanni JM, Korupolu R, Fan E, et al. Rehabilitation therapy and outcomes in acute respiratory failure[J]：An observational pilot project. J Crit Care,2009.

[35]Hu MH, Hsu SS, Yip PK, et al. Early and intensive rehabilitation predicts good functional outcomes in patients admitted to the stroke intensive care unit[M]Disability & Rehabilitation,2010.

[36]Gregory PC, Lam D, Howell P. Osteoporosis treatment following hip fracture：how rates vary by service[J]. South Med J,2010,103(10)：977－981

[37]Nich C, Marchadier A, SedelL, et al. Decrease in particle-induced osteolysis in ovariectomized mice[J]. J Orthop Res,2010,28(2)：178－183

[38]Effets of RANK/RANKL signal activation on differentiation andapoptosis of osteoclast[J]. Chin J Osteoporosis,2009,15(9)：680－684

[39]Assaiante C, Wollaott M, Amblard B. Development of postural adjustment during gait initiation：kinematic and EMG analysis. J Mot Behav 2000；32：211－226

[40]Monzee J, Smith AM. Responses of cerebellar interpositus neurons to predictable perturbations applied to an object held in a precision grip. J Neurophysiol 2004；91：1230－1239

[41]Venglar M. Case report：Tai Chi and Parkinsonism. Physiother Res Int 2005；10(2)：116－121